JN303386

クローン病
患者が本当に
ききたいこと ─140のQ&A

付・診療医リスト、安心レシピ

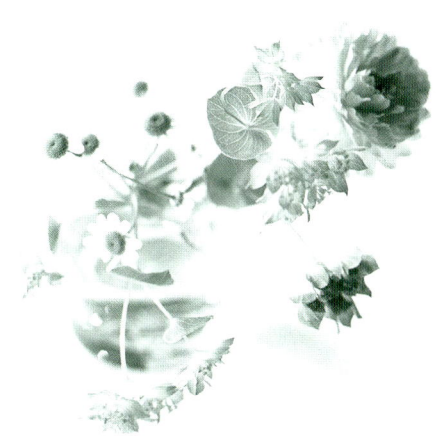

【編集】
NPO法人
日本炎症性腸疾患協会
（CCFJ）
福島恒男

【レシピ】
斎藤恵子

弘文堂

はじめに

　炎症性腸疾患（潰瘍性大腸炎、クローン病）の患者さんやそのご家族を支援することを目的としたNPO法人・日本炎症性腸疾患協会は、2004年に発足して4年が経過しました。これまで、医療関係者や患者さん向けの書籍の刊行、講演会、料理講習会など、さまざまな活動をしてきました。
　今回、潰瘍性大腸炎、クローン病の患者さんやご家族の疑問に答えるQ&A形式の書籍の刊行をめざして、役員たちと何度も議論を重ねました。事務局に寄せられた、病気に関する多数の質問、生活上の質問、食事の質問などを項目別に整理し、それぞれの分野の専門家を選んで、回答を依頼しました。回答はどれも丁寧で、公平でわかりやすく書かれています。この本を読んで、患者さんの疑問や不安が解消され、治療について理解し、前向きになっていただければうれしいことです。
　また、この本を読んでくださった方々にNPOの活動をご理解いただき、会員として支援していただければ、さらにうれしいことです。
　本書の刊行にあたり、お忙しいなか丁寧に回答してくださった執筆者の先生方、コラムにコメントを寄せてくださった患者さん方、NPOの役員の方々、弘文堂の天谷仁美さんなどのご協力に、この場をお借りして心から感謝いたします。

2008年12月

日本炎症性腸疾患協会 理事長
福島恒男

contents

はじめに

① 診断を受ける前に… 1
受診／病院の選び方／セカンドオピニオン／検査／似た病気

② クローン病ってどんな病気? 7
病気について／原因／患者数／治るのか／生命予後／感染／遺伝

③ 治療を始めましょう 15

3-1 通院治療……………16
受診の心得／検査／血液検査／治療法／薬／5-ASA／ステロイド／レミケード／栄養療法／経腸栄養剤／エレンタール／通院期間／服薬期間／市販薬／下痢止め／漢方薬

3-2 内科入院……………41
入院の目安／入院の目的／入院期間／入院治療／レミケード／入院中の食事／退院の判断／中心静脈栄養

3-3 手術……………53
手術前の不安／入院期間／手術前の疑問／術式／術後の不安／術後合併症／術後管理／再手術／術後の生活

3-4 人工肛門……………61
人工肛門／期間／ケア／装具／社会保障／人工肛門の管理／食事／入浴／会社・学校への説明／運動／外出／旅行／妊娠・出産

④ 子どもや高齢者のクローン病 77

4-1 子どものクローン病……………78
子どもの発症／子どもの特徴／子どもの治療／成長への影響／栄養／学校生活／学校への説明／お弁当／おやつ／外食／子育て／社会保障

4-2 高齢者のクローン病……………94
高齢者の特徴／高齢者の治療／加齢と症状

⑤ 合併症　99

合併症の種類／腸管外合併症／狭窄／がん化／肛門病変／痔瘻／
スキンタッグ／瘻孔／膿瘍／骨粗鬆症／関節／皮膚／目／胆嚢／腎臓結石／
その他の合併症／糖尿病との兼合い

⑥ 妊娠・出産　119

月経／妊娠／男性不妊／妊娠の時期／妊娠・出産の影響／遺伝／妊娠と薬／
妊娠中の食事／妊娠中の再燃／妊娠中の検査／出産／授乳時の薬／子育て
【コラム】クローン病を抱えながらの妊娠・出産体験記…………132

⑦ 病気と上手につきあいましょう　133

7-1 日常生活の注意点…………134

病院の選び方／下痢／トイレの不安／下痢と水分／よいときの食事／
悪いときの食事／術後の食事／不足しがちな栄養／避けるべき食品／
お酒・たばこ／CRPの上昇／暴飲暴食／ストレス／将来の不安／運動
【コラム】民間療法…………146

7-2 社会生活の注意点…………147

学校への説明／会社への説明／就学・就労／就職
【コラム】クローン病の方の就労…………151

7-3 社会支援…………154

特定疾患申請／通院時の医療費／入院時の医療費／合併症の医療費／
障害者手帳／休職時の社会保障／高齢者の社会保障／再就職／生命保険
【コラム】住宅ローンのこと…………163

⑧ クローン病の安心レシピ　165

全国の診療医リスト…………182
索引…………188

執筆者（掲載順）

金井隆典	慶応義塾大学病院 消化器内科
小林清典	北里大学東病院 消化器内科
長沼　誠	慶応義塾大学病院 内視鏡センター
荒井勝彦	東海大学 医学部 東洋医学講座
新井　信	東海大学 医学部 東洋医学講座
飯塚政弘	秋田赤十字病院附属あきた健康管理センター
斎藤恵子	社会保険中央総合病院 栄養科
舟山裕士	東北労災病院 大腸肛門外科
池内浩基	兵庫医科大学 外科学講座 下部消化管外科
柿沼佳美	さいたま赤十字病院医療社会事業部
鍵本聖一	埼玉県立小児医療センター 総合診療科
樋渡信夫	いわき市立総合磐城共立病院
三浦総一郎	防衛医科大学校
木内喜孝	東北大学病院 消化器内科
高橋成一	東北大学病院 消化器内科
遠藤克哉	東北大学病院 消化器内科
朝倉　均	新潟大学 名誉教授・医療法人社団こうかん会こうかんクリニック
一森俊樹	須崎くろしお病院 内科

コラム執筆者（掲載順）

坂本裕子	
石井京子	テスコ・プレミアムサーチ株式会社
篠﨑浩治	

この本を読むにあたって

- 本文中に「専門医」や「専門病院」という表現が出てきますが、この疾患の専門医認定制度がまだ整っていないため、これは臨床経験の多い医師や病院を意味しています。
- Qの脇に添えた語は、その質問の内容を一言で説明したものです。調べたいことの掲載箇所を探す際の目安としてご参照ください。
- 本文中、太字になっている語は、補足欄にその用語解説を掲載した語です。
- 補足欄の「どうしてる？こうしてる！」と題したコラムには、この疾患の患者さんの声を掲載しました。

CD
Crohn's disease

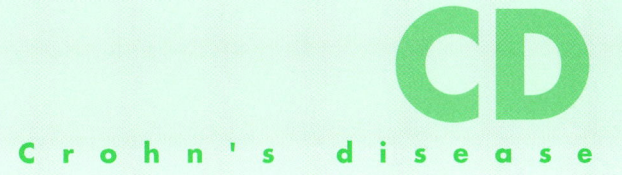

1

診断を受ける前に…

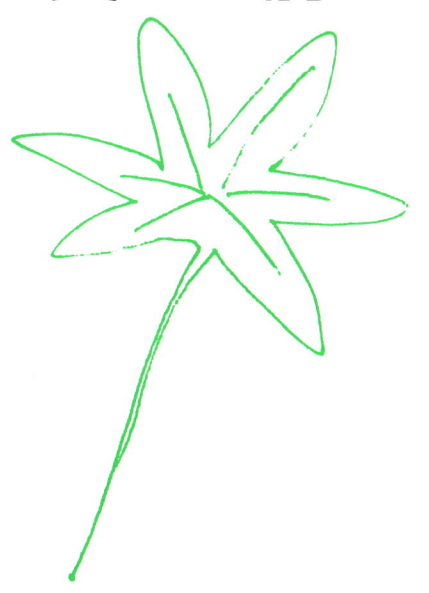

1 診断を受ける前に…

受診

Q1 下痢と腹痛が続いていて、便に血が混じることがあり、不安です。どんな病院で、どんな検査を受けたらいいのでしょうか？

A. 老若男女、下痢と腹痛はとてもポピュラーな症状ですが、血便も加わると問題です。血便の場合、すぐに痔疾患が思い当たりますが、逆に腹痛や下痢が加わるとむしろ痔疾患は考えにくくなります。それも症状が1週間以上持続するようであれば、ただちに医師に相談することが必要です。血便というと心理的にはなかなか医療機関にかかりづらいというところですが、気がついたらすぐに受診しましょう。

最初から、腸を専門とする医師のところを受診されるのもよいかもしれませんが、近くにある医療機関の情報がなかなか得られないようであれば、地元のクリニックの先生に相談してください。適切に判断し、専門の高次機関に紹介状を作ってくれるはずです。診察の結果、クローン病が疑われる場合、大腸内視鏡、消化管バリウム造影等の検査が必要となりますのでやはり専門の医師に診てもらいましょう。ここで大事なことは、特に地方にお住まいの場合、たとえば、県に2カ所位と専門医の数に今なお限りがあることです。患者さんによっては通院に時間がかかることも想定されます。そのためにも地元クリニックと専門医療機関との連携を作ってもらうのも一案です。

最後に、クローン病は診断初期からの治療方針が重要ですので、悪くなったら専門医にお願いするというのではいけません。

（金井隆典）

> **どうしてる？+こうしてる！**
>
> 私が専門病院を受診するきっかけになったのは、偶然母親が、稀少難病者の会「あせび会」主催の講演会のチラシを見つけたことから。そこから、もう17年同じ病院で診てもらっています。積極的に情報を得ることは、いろいろな判断の材料にもなるので、いいことだと思いますよ。[K.S.]

受診

Q2 痔のように肛門の周りがただれて痛いのですが、どんな病院でどんな検査を受けたらいいでしょうか？

A. 痔疾患はとてもポピュラーな疾患で、薬局に行けばたくさんの市販薬があります。しかし、10代、20代といった若年

層での痔疾患は比較的まれです。一方、若年者に好発するクローン病には痔疾患を合併することが多いので有名です。実際、痔疾患が契機でクローン病と診断されることも多く、肛門科の先生にクローン病の専門医が多いのもうなずけます。まずは、肛門科を受診してみましょう。また、痔疾患だけでなく、下痢、腹痛、微熱といった症状もある場合は、クローン病をさらに疑うことになりますので、**炎症性腸疾患**を専門とする消化器内科医あるいは外科医のところを受診してもよいと思います。

（金井隆典）

> **炎症性腸疾患** 大腸や小腸の粘膜に慢性の炎症または潰瘍を引き起こす原因不明の病気をまとめて炎症性腸疾患（IBD: inflammatory bowel disease）と呼ぶ。クローン病も潰瘍性大腸炎もその一つ。

Q3 クローン病の疑いがあると言われました。どのような医療機関で、どのような医師の診察を受けたらいいのでしょうか？

A. クローン病の疑いがあると言われ、担当医がその専門でない場合は、担当医自らが紹介状を用意することが一般的です。およそ地域ごとに拠点となる医療機関がありますので、紹介いただくとよいかもしれません。クローン病の専門医は消化器内科医と消化器外科医（肛門科も含む）のいずれかですが、大事なことは、症例を多く経験されている専門医というのが都道府県レベルで必ず評判となっているはずです。お近くのクリニックの先生とも相談して、マイドクターを探してみてはいかがでしょうか？　特に、クローン病と診断された場合は、転居でもしない限り、一生お世話になるかもしれない先生です。患者さん自身による地域の医療機関の調査という勉強もぜひお願いします。

（金井隆典）

> 病院の選び方

Q4 セカンドオピニオンを求めたいのですが、現在の主治医にはお願いしにくいです。どのように言ったらいいでしょうか？　また、紹介状がないと専門医にかかれませんか？

A. セカンドオピニオンは今や珍しいことではありません。今かかっている先生をとても信頼されている場合でも、ご希望であれば遠慮せず主治医にお願いすることをお勧めします。

> セカンドオピニオン

CD診断前

CD 診断前

すばらしい主治医であれば喜んで資料を揃えてくれることでしょう。特に、クローン病が重症化し、手術やより強い治療を必要とするような状況では、患者さんやご家族の心配や不安を解決するためにセカンドオピニオンの制度はとても助かります。場合によっては、今かかっている主治医をさらに信頼することになるかもしれません。ただし、病院個々でセカンドオピニオンにかかる費用は異なり、かなり高額な（3万円など）病院もあり、あらかじめ知っておくことも必要です。

逆に、セカンドオピニオンを快く思ってくれない主治医がいるとしたら、そもそも問題です。真の専門医であれば自信を持ってセカンドオピニオンには賛成であり、他の専門医の意見を逆に聞くチャンスと考えるものです。さらに付け加えると、真の専門医は病態が難しい症例や治療に迷う症例に遭遇した場合、患者さんのセカンドオピニオンを待つまでもなく、全国の専門医との交流の中で自ら率先して相談し、患者さんのためのベストを常に実行していることが多いことも事実なのです（もちろん守秘義務のなかで匿名で行っています）。

（金井隆典）

検査　Q5　クローン病の診断には、どのような検査があるのでしょうか？

A. クローン病では症状とその経過はかなり特徴的ですが、それだけでは診断できません。検査を受けていただいて、特徴的な所見を認めて初めてクローン病と診断します。クローン病の診断には主に3つ、すなわち、造影X線検査または内視鏡によって、腸を含む消化管に、縦走潰瘍、敷石状隆起像、さらには、病理検査によって非乾酪性肉芽腫という所見を認めると診断することができます。しかし、このような典型的な所見のないクローン病疑いとして経過をみたり、治療を開始したりすることもあります。最近では、カプセル内視鏡や小腸内視鏡といった新しい診断技術も試されていますが、まだ一般的ではありません。以上の画像診断はクローン病の診断にとても重要ですが、慢性に経過する症状、血液データ上

の慢性の炎症の証明など総合的に判断することも大切です。

（金井隆典）

Q6 クローン病と似たような症状が出る病気はありますか？

A. クローン病の典型例は、慢性の経過をたどる下痢・腹痛をともなう消耗性疾患です。体重が減少し、微熱をともなうことがあります。こういった症状が似る疾患として、まず結核が挙げられます。結核は肺だけではなく、肺病変をともなわずに、腸だけに起きることもあります。ですから、肺病変がないからといって、腸管の結核を否定することはできません。病変部位も、クローン病と似て、盲腸や盲腸に近い小腸（回腸末端部位）に好発します。結核の場合の治療は長期間にわたる抗結核薬の投与であり、免疫を主に抑えるクローン病治療とは全く異なるので特に鑑別が重要となります。なぜならば、結核患者さんにとってステロイド、抗TNF-α抗体（レミケード®）といった免疫を抑える薬剤は結核をさらに増悪させる危険性があるからです。

結核以外にクローン病と似た症状を引き起こす疾患としては、腸管ベーチェット病、潰瘍性大腸炎、比較的慢性に経過する感染性腸炎、過敏性腸症候群などがあり、いずれも、症状、その経過、画像所見、病理所見など総合的な診断プロセスが重要となります。また、どうしてもクローン病、潰瘍性大腸炎のいずれとも診断できないが両者ともに似た画像所見を有する方もいます。このような疾患に対して、現在、Indeterminate colitis（分類不能腸炎）という概念も提唱されています。いずれも経過を注意深く観察することが重要で、ときにこういった症例が将来、典型的なクローン病となったり、潰瘍性大腸炎になったりします。

（金井隆典）

似た病気

CD 診断前

どうしてる？こうしてる！

私は看護師をしていたこともあり、情報を知っていたので最初の頃から専門病院で診てもらっていました。同じような患者さんがいる安心感、医療スタッフの対応などをみると、やはりできるだけ早い内に専門病院にかかることをお勧めします。[M.T.]

CD
Crohn's disease

2

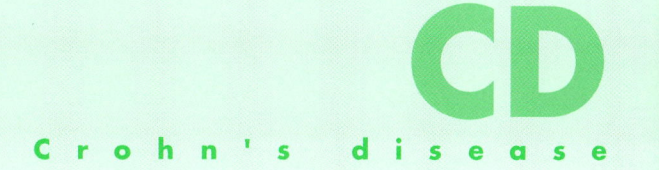

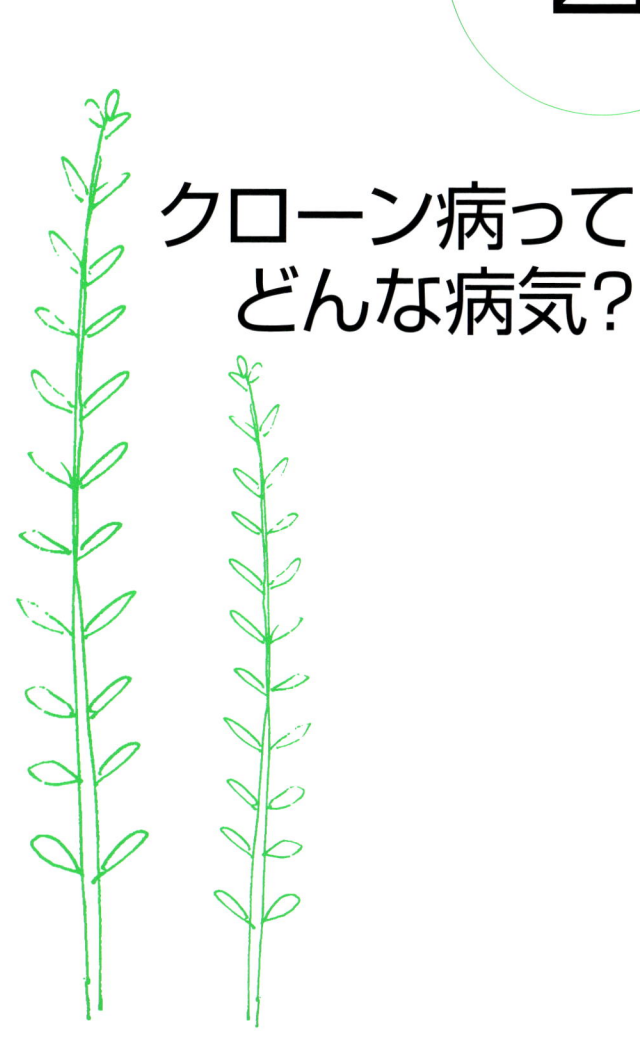

クローン病ってどんな病気?

2 クローン病ってどんな病気？

病気について

Q7 クローン病とはどのような病気ですか？

A. 海外では300年位前からクローン病と考えられる患者さんの記録があります。病気の概念が広く認知されるようになったのは、1932年に米国ニューヨークのマウントサイナイ病院のクローン氏らが14名の患者さんを"限局性回腸炎"として報告してからです。現在はクローン氏の名前を取って、クローン病という病名が定着しています。

クローン病は、口から肛門までの全消化管に慢性の炎症をきたす病気で、粘膜に発赤や浮腫（むくみ）、潰瘍（粘膜のはがれ）などが生じます。消化管のなかでも小腸や大腸に病気が起こる場合が多く、クローン病の患者さんの約8割は小腸、約6割は大腸に病気を認めます。病気が進行すると、狭窄や瘻孔、穿孔などの腸管合併症を生じ、手術が必要になる患者さんが増えてきます。病気の原因は不明で、根治させる治療法も確立していないのが現状です。

腸に慢性的な炎症が起きますので、下痢や腹痛、発熱、体重減少などが半数以上の患者さんにみられます。クローン病は、病状が悪化する時期（再燃）と安定する時期（寛解）を繰り返すのが特徴です。クローン病は消化管以外にも、痔瘻などの肛門病変を半数以上の患者さんに認めます。さらに、関節炎や眼の病変、皮膚病変、口内炎などを合併する場合があります。すなわちクローン病は消化管のみに限局した病気ではなく、全身疾患としての側面を持っていることを理解しておく必要があります。

（小林清典）

狭窄 腸の壁が炎症によるむくみや線維化により厚くなり、相対的に内腔が狭くなる状態。クローン病の手術理由のなかで最も多い。

瘻孔 腸にできた深い潰瘍が腸の外側へ進展し、隣り合った腸や膀胱、膣、皮膚などとの間に交通路ができてしまう状態。内科的治療が効きにくく手術が必要になる場合が多い。

穿孔 腸に深い潰瘍ができて穴があいた状態。放置すると腹膜炎を併発し命にかかわるので緊急手術を受ける必要がある。腸に狭窄がある方は、手前の腸管が拡張して穿孔を合併する危険性があるので注意が必要。

原因

Q8 クローン病の原因は何ですか？

A. クローン病の原因はまだはっきりわかっていません。しかし病気になりやすい遺伝的な素因が発病に関係しているものと考えられています。病気になりやすい体質の人に、種々の環境要因（食事や細菌・ウイルス感染、化学薬品など）が

図1　クローン病の発症過程(仮説)

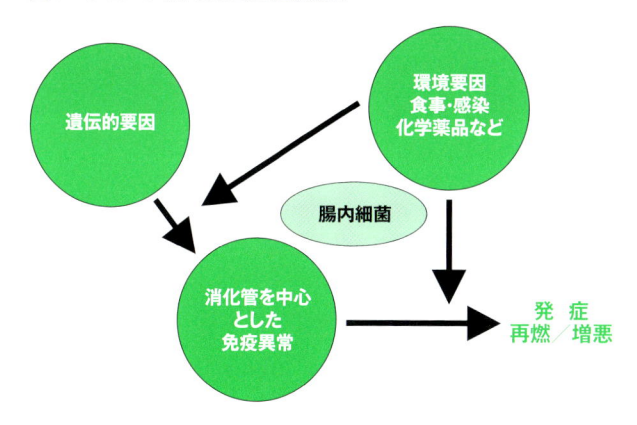

- 遺伝的要因
- 環境要因　食事・感染　化学薬品など
- 腸内細菌
- 消化管を中心とした免疫異常
- 発症／再燃／増悪

図2　TNF-αによるクローン病発症のメカニズム(仮説)

食事内のたんぱく質・微生物(細菌、ウイルス)

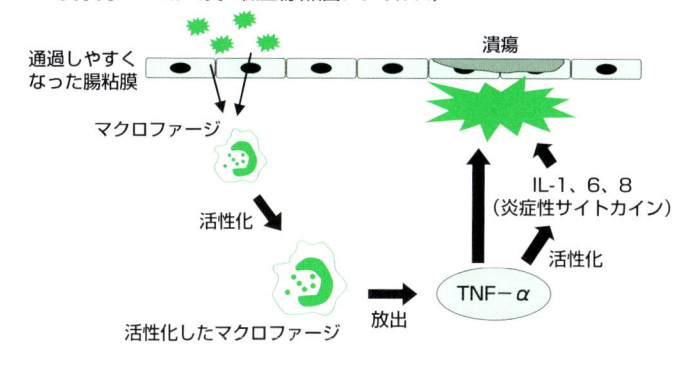

通過しやすくなった腸粘膜
潰瘍
マクロファージ → 活性化 → 活性化したマクロファージ → 放出 → TNF-α → 活性化 → IL-1、6、8(炎症性サイトカイン)

加わることで、小腸や大腸を主とした消化管に外敵から体を守る免疫機能の異常が起こり、炎症が引き起こされるものと考えられています(図1)。

　人間の体の免疫を担当するのは、血液の中の白血球という細胞です。クローン病の患者さんの白血球を調べてみると、機能が亢進して腸管で炎症を引き起こすサイトカインという物質の産生が増加しています。食事に含まれるたんぱく質や腸内細菌、ウイルスなどが、通常は通過できない腸の壁を通り抜けて、腸の組織の中にいるマクロファージという白血球の一種を刺激します(図2)。マクロファージの機能が亢進し

CD クローン病とは

てサイトカインを分泌するわけですが、サイトカインの中で最も重要なのがTNF-αです。TNF-αは、それ自体が腸に潰瘍をともなう炎症を引き起こしますし、炎症を起こす別のサイトカインの産生を促すこともわかっています。すなわちTNF-αは、炎症を起こすサイトカインの親玉のような物質です。

（小林清典）

患者数

Q9 患者さんは日本にどの位いるのですか？

A. クローン病の患者さんの多くは、特定疾患医療受給者証（以下、受給者証）をお持ちだと思います。受給者証の交付件数から患者数を算出すると、2011年の集計で34,721人であり、人口10万人あたりでは27人強でした。なお病気を持っているのに受給者証の申請をしていなかったり、クローン病の確定診断がついていない方もおられると思いますので、実際の患者数は4万人前後におよんでいると推察されます。それでも欧米と比較すると、人口あたりの患者数は1/10程度です。日本での患者数の推移を経年的に見てみると、調査が始まった1976年が128人、1995年が12,645人（人口10万人あたり10人）でした（図3）。したがって、ここ15年位で患者数が約3倍に増加したことになり、最近は1年に1,500人以上の割合で増えています。都道府県別の患者数は東京都、大阪府、神奈川県の順で、人口が多いところでは患者数も多くなっています。地域別では都市部に患者さんの頻度が高い傾向にあります。また全国的には西高東低であり、東日本より西日本のほ

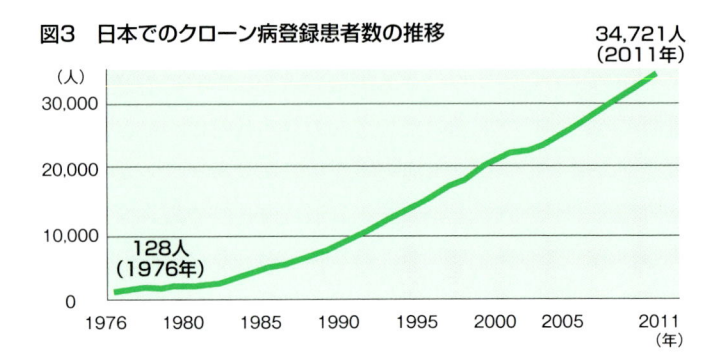

> **どうしてる？ こうしてる！**
>
> 各地域でクローン病の患者会が組織されています。そこでは定期的に会報を発行したり、専門医を招いて最新の医療についての勉強会を開催したりと積極的な情報発信をしています。そのような情報を活用するのもいいと思います。[K.S.]

図3 日本でのクローン病登録患者数の推移

34,721人（2011年）
128人（1976年）

うが人口あたりの患者数が多い傾向にあります。(小林清典)

Q10 難病と言われたのですが、クローン病は治らないのですか？

治るのか

A. 病気の原因が完全には解明されておらず、何年か病状が安定していても再発する方がおられます。したがって、現状ではクローン病が完全に治ったと断言するのは難しいのが実状です。しかしクローン病以外の病気、たとえば高血圧や糖尿病、がんのように、原因がわかっていない病気は他にもたくさんあります。なお発病時に治療して病状が安定した後は、10年以上再発していない方もあり、病気の経過には個人差があります。将来クローン病の原因が解明され、原因が完全に体から除かれたことが確認できれば治ったとお話できると思います。しかし現在は、病気の状態が安定し症状がない"寛解期"をなるべく長く続け、健康な時と同様の質の高い生活を長期間維持することが目標であることを患者さんにお話し、栄養療法や薬剤を用いた治療を継続していただいています。

(小林清典)

Q11 難しい病気だと言われましたが、クローン病が原因で亡くなることはあるのですか？

生命予後

A. 過去には、感染症を合併し病原菌が血管を介して全身に波及する敗血症や、極度の栄養失調などが原因で亡くなる方がおられました。しかし最近は医療環境が整備され、栄養の投与法も進歩しました。さらにクローン病に対する有力な治療法や細菌感染に対する抗生物質の開発などが進んでからは、病気が原因で命を落とされる方は少なくなっています。現在、クローン病の患者さんの平均寿命は、一般的な平均寿命と比較しわずかに短いかほとんど差がないといわれています。

当院（北里大学東病院）では350人以上の患者さんが通院しておられますが、死亡されたのは2人です。死亡の原因は、1人は小腸の病変部にがんができたことによるもの。他の1人は腸穿孔をきたし腹膜炎を併発して死亡されています。クロ

CD クローン病とは

ーン病で腸に狭窄がある方は、腸閉塞を合併し穿孔へ進展する危険性があるので注意が必要です。また穿孔が起こってしまったら、すぐに手術を受ける必要があります。またクローン病が長くなりますと、腸の病気の部分や瘻孔、痔瘻の部分にがんができる危険性が増えてくることが明らかにされています。腸や肛門の狭窄が急に進行した場合などは、がんが合併していないか注意する必要があります。とにかく病気の状態が急に悪くなって高熱が出たり腹痛が強い場合などは、早急に医療機関を受診する必要があります。　　　　　（小林清典）

感染　Q12　クローン病は人にうつりますか？

A.　結論から先に申し上げますと、クローン病の原因は不明ですが、病気が人にうつることはありません。もしうつるのなら、多くのクローン病の患者さんを診察している、われわれ医療者も病気になっているはずですし、家族内の発病がもっと多いはずです。ただ、Q13でも述べますが、クローン病になりやすい遺伝的な素因が親から子供に引き継がれる可能性はあると思います。　　　　　　　　　　　　（小林清典）

遺伝　Q13　クローン病は子供に遺伝しますか？

A.　クローン病の原因のところ（Q8）でも述べましたが、病気になりやすい体質的なものが親から子供に引き継がれる可能性はあります。その理由として、双子のお子さんの場合、一卵性双生児のほうが二卵性双生児よりクローン病の発病頻度が高いことが明らかにされています。またクローン病の患者さんがおられる家系内では、患者さんがいない家系よりもクローン病の発病頻度が高いことも報告されています。さらにクローン病は、人種別では白人（特にユダヤ系）に多く有色人種に少ないことも、発病に遺伝的な素因が影響していると考える根拠の一つになっています。しかしクローン病を引き起こす原因となる特定の遺伝子はみつかっていません。さらに家族にクローン病の患者さんがいるから、他の方が必ず発病する訳ではありません。家族内発病の頻度は、欧米では

約10%と報告されています。しかし日本で行われた調査では、家族内発病はそれほど高頻度ではありません。当院（北里大学東病院）で行った調査では、クローン病の218人の患者さんのなかで家族内の発病は3家系6人（2.8%）のみで、うち親子が2家系、兄弟が1家系でした。

　クローン病の発病には、遺伝的な素因だけではなく、食生活など環境的要因の関与も考えられています。とくに日本でクローン病の患者さんが増加している理由として、食生活の欧米化や生活環境の変化なども影響しているものと考えられます。家族内の発病が通常より多いことについては、遺伝的素因もあるかもしれませんが、食事内容や育った環境が似ていることも影響している可能性があります。　　（小林清典）

CD
Crohn's disease

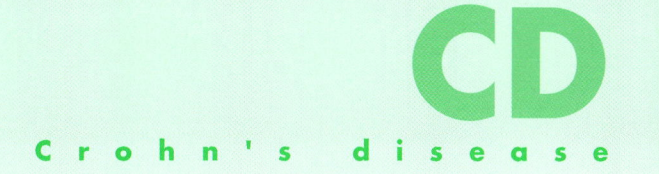

3

治療を始めましょう

3-1 通院治療

受診の心得

Q14 受診するときは何を準備したらいいでしょうか？

A. 外来に通院している患者さんが、主治医の外来にかかる場合に必要な情報として、1日の便回数、便の性状、（水様、泥状、軟便、通常便）、腹痛の有無、肛門病変がある場合は疼痛の程度、膿がでているかについてあらかじめ簡単にメモにしておくとよいでしょう。また週に1回体重測定をして体重の変化を医師に告げてください。病院によっては、これらの情報や1週間の症状を患者さんが記載する手帳やシートを配布しているところもあるので有効に活用しましょう。このことは客観的に患者さんの病勢を把握するのに役に立つ以外に、臨床試験にエントリーする際の基準を計算する場合に有用です。

また内服薬をきちんと服用しているか、注腸がどの程度行えているかについて、簡単に答えられるようにしておきましょう。日常生活については食事が摂れているか、栄養療法を行っている人は1日量（何mlかなど）を聞かれる場合も多いと思います。時々、薬剤や栄養剤を処方されてもまったく使用せず、主治医には言わないため家に薬がたまっている、という話も聞きますが、医師には自分の服用状況を正直に言いましょう。

次にクローン病と診断されている患者さんが、他の科や病院の医師の意見を聞きたい場合を想定してお答えします。前医にかかっている場合は、できれば紹介状があったほうが現在の病態、病勢、治療法がわかりやすいです。大腸内視鏡やCT、造影検査のコピーなどがあれば、前医にお願いしてみましょう。いろいろな理由で前医の紹介状が手に入らないこともありますが、その場合でも薬剤情報提供書なども役に立ちます。

（長沼 誠）

> **どうしてる？＋こうしてる！**
> 予約をしていても2時間近く待って、診察は5〜10分なんてことも。なので、前の受診からの経過や薬のことなど、先生に聞きたいことはまとめておくようにしています。[K.S.]

Q15 大腸内視鏡検査、注腸検査、小腸造影などいろいろ検査があるようですが、それぞれどのような検査ですか?

検査

A. 大まかに考えて大腸内視鏡検査、注腸検査は大腸(肛門から盲腸まで)と回腸の大腸側10〜20cmをみるための検査、小腸造影は空腸と回腸の4〜5mをみるための検査ということになります。使う器機によって、スコープで直接観察する内視鏡と、バリウムやガストログラフィンという造影剤と空気の挿入を用いて行う造影検査に分かれます。

大腸内視鏡は肛門から内視鏡を挿入し、約70〜80cmある大腸を盲腸まで挿入していきます。通常検査の当日に洗腸のためにニフレック®を2ℓ前後服用し、大腸に残っている便を排出させます。服用する量が多いことや匂いが独特であるため服用できない場合もあり、その場合は他の下剤に変更する場合もあります。病院によっては検査前日にラキソベロン®を下剤として使用する場合もあります。この下剤を併用すると当日のニフレック®服用量を軽減できる場合がありますが、一方で刺激性下剤であるため、腹痛をともなうことがあり、特に症状がある場合には活動性を悪化させる場合もあるので注意が必要です。またニフレック®も狭窄が強度の場合には服用しても通過せず、腸閉塞や腸管内圧の上昇により腸管穿孔を起こす可能性もあるので使用できません。詳しいことは担当医と相談するとよいでしょう。大腸内視鏡は大腸粘膜の活動度が直接見られること、生検により病理学的検査が可能であること、また狭窄がある場合などにバルーンを用いた拡張術を行うことができるなど利点も多いですが、腸管の全体像を把握する場合、特に狭窄、瘻孔の観察などは次に述べる造影検査のほうが有用かと思われます。また腸管の炎症が激しい場合や手術などにより腸の癒着がある場合は大腸内視鏡では挿入できない場合もあり、その場合には造影検査を行います。

5年ほど前までは小腸の検査法としては小腸造影だけでしたが、最近では小腸内視鏡の登場により、内視鏡による小腸

回腸・空腸 Q120図1参照。

どうしてる?+こうしてる!

診察を受けるときには、正直に自分の状態を伝えます。薬を飲めていなかったら、それも含めて嘘はつかないで。[M.T.]

瘻孔 炎症により腸管と腸管、腸管と皮膚などの他臓器がくっついて孔が形成されること。

癒着 腸と腸がくっついてかたまりのようになること、腸閉塞の原因となることもある。

図1　ダブルバルーンを用いた小腸内視鏡

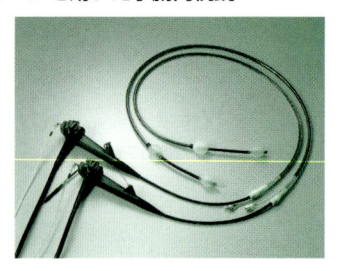

の観察も可能となってきました。小腸のうち口に近い病変を見る場合は口から挿入（通常の胃カメラと同じ）し、肛門に近い小腸を観察する場合は肛門から挿入します。通常の内視鏡より長い内視鏡であること、小腸の深部まで挿入するために内視鏡の先端とオーバーチューブにバルーンをつけて、屈曲した腸をバルーンで保持して腸管を伸展させずに挿入していく内視鏡です（図1）。バルーンがオーバーチューブと内視鏡の先端についているものをダブルバルーン内視鏡、オーバーチューブだけについているものをシングルバルーン内視鏡と呼びます。

　次に造影検査ですが、小腸病変を見るための小腸造影は経口から造影剤を飲んでもらい体位変換を繰り返し、造影剤を腸管に流して観察する方法です。場合によっては、鼻から細いチューブを十二指腸に入れてチューブより造影剤を注入することもあります。瘻孔や狭窄を観察するには必要な検査ですが、診断能力が医師（技師）によってかなり差があります。できれば専門の病院で受けることを勧めます。注腸検査は主に大腸を観察する造影検査で、まず肛門よりチューブ（大腸内視鏡より細い）を挿入しチューブが抜けないようにバルーンで固定してから造影剤を流します。小腸造影と同様に体位変換をしながら造影剤や空気を入れて観察していきます。注腸検査の場合は、検査のための食事と検査日2～3日前より下剤を使用します。施行方法は病院によって多少の違いはあるでしょう。また検査後造影剤が腸内に残って固まらないように、造影剤を排出するための下剤を使用します。

どの検査を受けるかについては、診断時には少なくても大腸の検査1つ（大腸内視鏡か注腸）と小腸の検査1つ（主に小腸造影、施設によっては小腸内視鏡）を受けたほうがよいでしょう。ただし注腸を施行し、典型的な病変が抽出されない場合には病理学的な診断が必要になり内視鏡が追加で必要な場合も多くなるので、大腸検査についてはまず内視鏡で行い、前述した内視鏡挿入困難例などに注腸検査を行うと検査が少なく済むかもしれません。診断がついた後は病変の中心部分を観察するための検査を1～2年に1回施行することが多いようです。ただ検査により症状が増悪する場合もあるため、筆者は症状が安定している患者さんについては造影検査については必要な場合のみ、内視鏡検査は1～2年に1回行うようにしています。

（長沼 誠）

Q16 血液データの結果をもらいました。自分の病気の状態を知るために必要なデータの読み方を教えてください。

血液検査

A. 最近は採血したデータを医師がプリントアウトして患者さんに渡す施設が多くなってきています。これはとても喜ばしいことであり、自分の血液データを知り、患者さんが病勢を理解することは大事なことだと考えます。血液データを見る上でその日のデータだけでなく、前のデータと比べてみてください。今回のデータが正常範囲でも前に比べて変化している場合もあります。

実際のデータの見方としては表1をポイントにしてみてください。

まず腸管の炎症反応を反映するものとしてCRP、白血球数（医師からもらうデータとしてWBCと書いてあることもあります、以下同様に略語を括弧内に示す）があります。CRPが正常範囲内を超えた場合、何か体内に炎症があると考えますが、軽度上昇であれば臨床的に意味がない場合も多く、あまり気にする必要はないと考えます。しかし慢性的にCRPが1mg/dL以上ある場合は、腸管の炎症があり、なんらかの症

表1　外来で行われる血液検査の種類

1．炎症を評価する項目	CRP
	白血球数
	血小板数
	血沈
2．栄養状態をみる項目	総たんぱく値（TP）
	アルブミン（ALB）
	総コレステロール（TC）
	コリンエステラーゼ（chE）
3．副作用や全身状態をみる項目	肝機能…AST、ALT、ALP、γ-GTP
	腎機能…尿素窒素（BUN）、クレアチニン（Cr）
	膵臓…アミラーゼ（Amy）

状がある場合が多いです。一般的にCRPと臨床症状は相関関係があるため、データに一喜一憂する患者さんも多いですが、一過性の変化である場合も多く、次の外来では正常に戻っていることも多く見受けます。白血球数も活動性が上がると上昇しますが、感染でも上昇することがあります。痔瘻、外瘻のクローン病にともなう感染以外に通常の気管支炎でも上昇することがあります。またステロイドを服用している場合も白血球数が10000以上に上昇することがあります。腹痛をともない、白血球数が10000～12000を超える場合は腸管内の膿瘍や腹膜炎などの可能性もあるため、CTなどの検査、場合によっては入院が必要なこともあります。一方、免疫調整剤（イムラン®）を服用している場合には白血球数が低下する場合もあります。3000以下の場合注意が必要ですが、免疫調整剤の効果と白血球数の低下が関連することもあり、2000～3000でいい状態を保っている患者さんもいます。2000以下の場合は原則として休薬します。また血小板数はあまり知られていませんが、慢性の炎症を反映することもあります。臨床的に寛解状態でCRPが正常でも血小板数が高い場合は、腸管にまだ慢性的で微細な病変が残っている可能性があります。

　2番目に栄養状態をみる指標として総たんぱく値（TP）、アルブミン（ALB）、総コレステロール（TC）などがあります。また長期的に栄養療法を行っている場合、微量元素の不足が起こることもあるので注意が必要です。

　3番目にはそれ以外の臨床化学の値に注目してみてくださ

寛解状態　症状がなくいい状態であること。

い。主に副作用をチェックする上で肝機能（AST、ALT、ALP、γ-GTP）、腎機能（尿素窒素＝BUN、クレアチニン＝Cr）、膵臓（アミラーゼ＝Amy）などに注意してみてください。AmyやALPが高くなる患者さんが全体の約5％に見受けられますがはっきりとした原因はわかっていません。

（長沼 誠）

Q17 どのような治療法があるのですか？

A. 図2に厚生労働省難病研究班の治療指針を簡略化したものを示します。

クローン病の原因として考えられる要因は何らかの遺伝的要因に、食事やウイルスなどの腸管内の環境因子が引き金となり、腸管内の**免疫**が異常に働くようになり、腸管の粘膜を攻撃して粘膜の障害を引き起こすと考えられています。日本ではクローン病に特定な遺伝子は見つかっていないため、治療の戦略としてまず引き金となる食事を制限することが必要になります。栄養療法は食事を制限していく上で大切な治療法です。脂質が病気の再燃の引き金になると考えられるため脂肪を制限した栄養剤（エレンタール®、エンシュア・リキッド®）を服用し、病勢によって900～1800kcalを一日に摂取します。

次に免疫異常や直接の炎症を抑える薬物療法があります。詳細は次項（Q18）以降で説明しますが、口から服用する経口剤、肛門から注入する座薬、注腸製剤、点液で行う治療に分かれますが、潰瘍性大腸炎と違い直腸病変がみられないことが多いため座薬、注腸整剤を使用することはまれですが、肛門病変の治療に座薬、軟膏などを使用します。また腸内に**膿瘍**や**肛門周囲膿瘍**があると、抗生剤を使用する場合もあります。

内科的治療を行っても症状が改善しない場合、狭窄や**穿孔**により腸閉塞や腹膜炎を起こした場合、腸管からの大出血がコントロールできない場合には腸管切除術や狭窄形成術などの外科的手術を行います。また肛門周囲膿瘍や**難治性**痔瘻に

治療法

免疫　体内に入ってくる異物、細菌、ウイルスなどを貪食して働きをなくさせて体を守ること。

膿瘍　膿がたまること。

肛門周囲膿瘍　肛門付近に膿がたまること。多くの場合外科的治療が必要となることが多いが、抗生剤が効く場合もある。

穿孔　腸に孔があくことで腹膜炎を起こし激しい痛みをともなうことになる。

難治性　治療が難しく困難であること。

図2　クローン病治療指針改訂案

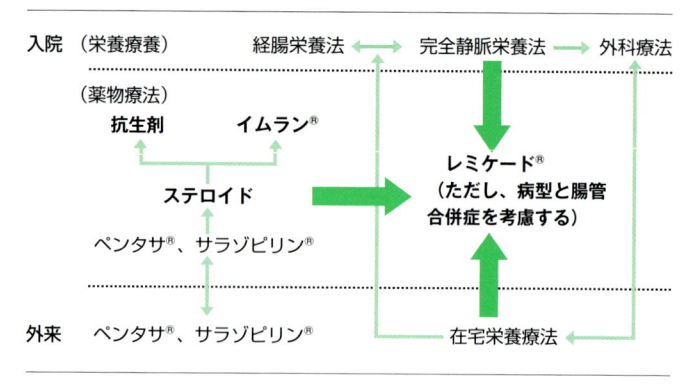

入院（栄養療養）　経腸栄養法 ↔ 完全静脈栄養法 → 外科療法

（薬物療法）
抗生剤　　イムラン®
　　　　　　↓
　　　　ステロイド　　→　レミケード®
　　　　　　　　　　　　（ただし、病型と腸管
ペンタサ®、サラゾピリン®　　合併症を考慮する）

――――――――――――――――――――――――

外来　ペンタサ®、サラゾピリン®　　在宅栄養療法

対しては切開排膿やシートンチューブを挿入し、たまっている膿を排出します。

　ただしクローン病の原因はいまだ明らかではないため、根本的な治療法はなく、大部分は対処的に治療する方法であり、できるだけ症状を抑える治療を受けながら、この病気と長くつきあっていく必要があると考えられます。　　　（長沼　誠）

Q18　治療には、どのような薬が使われますか？

A． 基本的には図2の治療指針を参照してください。クローン病の内科治療には大きく分けて栄養療法と薬物療法がありますが、薬物療法には、軽症から中等症の患者に使用する5アミノサリチル酸製剤（以下5-ASA）であるサラゾピリン®、ペンタサ®があります。この治療で改善がない場合にステロイド（プレドニゾロン）を用いますが、まず経口で一日あたり30〜40mgの量で開始し、改善がみられたら1〜2週間で5〜10mg減量し数カ月で中止するようにします。近年海外ではこれに代わる治療法として、ステロイドが肝臓で速やかに代謝されて副作用を少なくしたブデソニドがクローン病治療の第一選択薬として使用されていますが、日本では臨床試験中であり現在のところ使用できません。また肛門病変がある場合はフラジール®やシプロキサン®が経口で使われます。ステロイドの効果が不十分な場合、またはステロイド減量中に再燃を繰り返す**ステロイド依存例**の場合、免疫調整剤（イムラ

ステロイド依存例　ステロイドを使用するとよく効くが、長期に使用すると副作用が出現するため減量が必要になる。しかし、ステロイドを減量すると再発を繰り返しステロイド使用に依存してしまう状態。

ン®、アザニン®）を1日あたり50〜100mg使用することもあります。また最近では病勢が強い場合や痔瘻(じろう)の患者さんを中心にレミケード®の点滴投与も多くなってきています。症状が改善した場合は栄養療法や5-ASA製剤、またイムラン®やレミケード®で良くなった場合はそれぞれの薬剤で良い状態を維持していくように治療を継続します。

　逆にこれらの薬物療法で改善がない場合は、入院安静として成分栄養療法を増量するか、病勢がひどい場合には禁食にして腸管の安静を図ります。ステロイドを点滴に切り替えて投与する場合もあります。腸閉塞を繰り返す場合や瘻孔(ろうこう)、特に内瘻(ないろう)を形成し症状が改善しない場合は薬物療法に固執せず手術を行います。

（長沼　誠）

内瘻　腸管と腸管、または膀胱や子宮、膣の間に瘻孔を形成すること。

Q19 それぞれの薬はどのような時に使われるのですか？　その薬を飲む時の注意点や副作用なども教えてください。

A.

(1) 栄養療法

　クローン病は、腸管の安静に加えて腸管腔から抗原を取り除くことが治療の鍵となり、これを目的とした栄養療法は経腸栄養法と完全中心静脈栄養とに大別されます。

　経腸栄養を行う場合、外来では900〜1200kcalを摂取するように指導します。ただ患者さんによっては味の問題、仕事や学業との兼ね合いで使用できない場合も少なくなく、患者さんの状況に応じて適宜薬物療法に切り替える場合もあります。入院した際には経腸栄養からのカロリーを増やすか、腸管の狭窄(きょうさく)が強い場合は絶食にして完全中心静脈栄養にします。

　成分栄養剤はタンパク源がアミノ酸のため臭いが強く、そのまま服用することが難しいため、これまでは経管（鼻から管を通してチューブを胃まで挿入する方法）で注入することが多いのが問題でした。しかし最近品質の改良やフレーバーの工夫、ゼリー化などにより、経口的摂取もできるようになりました。1日1200kcalまでの摂取であれば経口的摂取も可

能と考えられます。ただし後に述べるように摂取する速度が速すぎると下痢の原因になります。

⑵ 5-ASA製剤…ペンタサ®、サラゾピリン®

　ペンタサ®、サラゾピリン®はクローン病の薬物療法の中で主に軽症から中等症の活動性の患者さんに使われます。また一度状態が良くなった後に再発を防ぐ寛解維持のためにも使用されています。サラゾピリン®は主に潰瘍性大腸炎の患者さんに対して使用され、大腸に炎症がある患者さんを中心にクローン病でも使われています。一方ペンタサ®はクローン病の小腸型、小腸大腸型を中心に効果を発揮します。基本的に活動期の際には、サラゾピリン®を経口で1日6〜8錠（3〜4g）、ペンタサ®は9〜12錠（2.25〜3g）を使用することが多く、寛解期には減量することもあります。5-ASA製剤がどうして効果があるのかは不明な点も多いですが、サラゾピリン®は口から投与されると大腸の腸内細菌で分解されてスルファサラジン（5-ASA）とスルファピリジン（SP）に分かれ、5-ASAの成分の方が実際に炎症を抑えます。ペンタサ®は5-ASAの成分だけを取り出した薬剤であり、サラゾピリン®より発疹、消化器症状、頭痛、発熱などの副作用が少ないことが知られています。これはこれらの副作用がSPの成分から起こると考えられているからです。

　サラゾピリン®には座薬、ペンタサ®には注腸（病院によっては座薬）があります。ともに肛門から挿入して大腸の局所で5-ASAの成分が炎症を抑える役割をしますが、クローン病は直腸病変が少なく、大腸深部や小腸には注腸をしても成分が行き渡らないため、使用は直腸に病変がある場合に限られ、座薬や注腸はあまり使用されていません。

　サラゾピリン®、ペンタサ®両薬剤の使い分けについてはQ20を参照してください。

⑶ ステロイド…プレドニゾロン、リンデロン®

　ステロイドは強力な抗炎症効果をもち、海外のデータでは

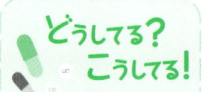

どうしてる？こうしてる！

外出先で薬を飲むときは、周りの目が気になるときがあります。だからいつもピルケースに移し入れています。最近はおしゃれなものもたくさんありますよ。
[K.N.]

活動期のクローン病患者さんの60〜70％で効果があることが知られています。経口投与と点滴での投与、肛門からの投与（注腸）方法がありますが、注腸は5-ASA製剤同様クローン病ではあまり使用されることはありません。ステロイドは基本的に炎症が強い場合にのみ投与され、経口では1日あたりプレドニゾロン30〜40mg（5mg錠剤で6〜8錠）を使用します。副作用として不眠があるので1日2回、朝と昼の投与が多いです。経口投与は外来でも可能ですが、病院によっては30mg以上の投与は入院して治療することもあります。入院の際には点滴で行われることが大部分です。レミケード®の登場以降使用される機会は徐々に減っていますが、いまだ急性期の有力な治療法の1つとして使用されている施設も多いようです。

　副作用は主なものとしてムーンフェイス（顔がむくんだようになること）、にきび、体重増加、不眠、感染症などが主だったものです。他に長期使用により骨粗鬆症や糖尿病、胃潰瘍などの副作用を起こすこともあります。

　ステロイドは副作用の問題より長期に使用すべき薬剤ではありません。投与後1〜2週間を目処に徐々に減量していきます。あまり急速に減量すると再燃することもあるので自分で薬の量を調節することはやめましょう。また急激に中止すると副腎という臓器の働きが悪くなることもあるので注意が必要です。3ヵ月以上ステロイドの投与が必要な場合は骨粗鬆症予防の薬剤を併用することも大切なことです。ステロイドを減量中に再燃したら次に述べる免疫調整剤が必要になる場合もあります。

(4) **免疫調整剤…イムラン®、アザニン®**

　免疫調整剤はステロイドの効果が不十分な場合、ステロイド減量中または中止直後に再燃する場合、再発の予防目的などに使用されます。またレミケード®の登場により使用する機会は減りましたが、痔瘻などの外瘻に対しても効果を発揮します。イムラン®は1日あたり50〜100mg（1〜2錠）使用し

> **どうしてる？こうしてる！**
> 入院中にステロイドをたくさん使っていたので検査した方がいいと言われ、眼科で白内障が始まっていると言われました。気になることがあるようだったら早めに検査をした方がいいと思います。[G.A.]

ます。この量は体重あたりの量で比較しても海外で使用されている量の約半分ですが、この量でも十分効果があると考えられています。施設によっては6-メルカプトプリン（6-MP、ロイケリン®）を使用することもあります。

　副作用は、嘔気・胃不快感などの消化器症状、脱毛などです。また肝機能障害、膵炎、感染症や、血液の成分を造る元である骨髄の働きが弱くなり白血球数が減少することがあります。多くの副作用は投与してから早期に出てくるものが多いので薬を飲み始めたら最初の1〜2カ月は頻回に来院し採血をすることが必要です。

(5) 抗生剤…フラジール®、シプロキサン®

　肛門病変に使用されることがあります。フラジール®は1日500mg（2錠）、シプロキサン®は600mg（3錠）を使用します。服用による副作用に下痢、便秘、アレルギー反応などがあり注意が必要です。

(6) レミケード®

　レミケード®はクローン病の炎症のもとになっているTNF-αという物質の作用を選択的に抑える治療薬です。この薬剤はこれまで使用されてきた5-ASA製剤、ステロイド、免疫調整剤や栄養療法を行っても効果が認められない中等症から重症の患者に対して使用されます。炎症によって引き起こされる下痢や腹痛などの消化器症状、痔瘻などの瘻孔病変に対してその威力を発揮します。基本的には瘻孔がない場合1回の点滴、瘻孔病変に対しては始めた日、2週間後、6週間後の3回の点滴を行います。投与量は体重あたり5mgの投与を行います。Q23で述べるレミケード®投与後のアレルギー反応を予防するために、投与前に抗アレルギー剤を使用することもあります。効果がみられた場合、良い状態を維持するためにその後2カ月ごとに治療を継続する場合が多いですが、患者さんによって状況が違う場合もあるので、主治医と相談してください。効果がない場合は他の治療法を行います。

どうしてる？こうしてる！

私は、病気の治療には先生の力だけではなく、自分自身の力も必要だと思っています。とくにこの病気は、食事や服薬など、生活の中で自分が管理する部分が大きいので。先生に任せきりにはしないように心がけています。[M.T.]

ヒュミラ®　抗TNF-α抗体製剤として、レミケード®に加えてヒュミラ®が広く使われるようになった。31頁参照。

主な副作用としては頭痛、悪心、めまい、掻痒感、発熱、疲労感等があります。また強力な免疫抑制を起こしてしまうことから、通常は問題のない細菌などによる感染症を起こすことがあります。　　　　　　　　　　　（長沼　誠）

Q20　サラゾピリン®とペンタサ®の違いについて教えてください。　　　5-ASA

A.　表2にサラゾピリン®とペンタサ®の違いを簡単にまとめたものを示します。サラゾピリン®は口から投与されると大腸の腸内細菌で分解され、スルファサラジン（5-ASA）とスルファピリジン（SP）に分解されます。サラゾピリン®はペンタサ®に比べ副作用が多いことが知られていますが、これはサラゾピリン®の中に含まれているSPが発疹、嘔気・嘔吐などの消化器症状、頭痛、発熱などの副作用を起こすためだといわれています。また男性患者に投与した場合、精子の数や運動能が低下することが知られています。一方、ペンタサ®の副作用は少ないですが、下痢を誘発する場合があります。またサラゾピリン®同様にアレルギー反応を起こす方がごくまれにいます。さらに頻度は少ないですが腎機能障害や肺炎を起こすこともあります。

　副作用だけであればペンタサ®のほうが有利にみえますが、ペンタサ®は経口投与した場合に、有効成分である5-ASAが、大腸の肛門側に近い部分（直腸やS状結腸）に到達する濃度が低いことが知られています。したがってこの部分に炎症の中心がある場合はサラゾピリン®のほうが有効です。一方、

表2　サラゾピリンとペンタサの主な相違点

	サラゾピリン	ペンタサ
1日の使用量	6〜8錠（活動期） 3〜6錠（寛解期）	9〜12錠（活動期） 6〜9錠（寛解期）
効果が期待される病変部位	大腸	小腸、右側大腸
副作用の頻度	やや多い	サラゾピリンより少ない
主な副作用	皮疹、頭痛、発熱、貧血、体液の黄色化、一過性の精子減少	皮疹、発熱の頻度は低いがある。 間質性肺炎、腎炎

サラゾピリン®の有効成分が分解されるのは大腸へ入ってからなので小腸に炎症の中心がある場合は効果がありません。ペンタサ®とサラゾピリン®のうち1種類しか採用されていない病院も多いのですが、その場合はペンタサ®の採用が大部分です。また基本的に肛門に近い病変のみである大腸型クローン病は多くはないので、クローン病ではペンタサ®を中心に治療していくことになります。　　　　　　　　　（長沼 誠）

ステロイド

Q21　ステロイドを使用するときの注意点は何でしょうか？

A.　ステロイドは炎症が強い場合にのみ使用される薬剤です。Q19で前述した副作用があるので、多くの医師は使用に慎重です。しかし"上手に"使用していけば、これほど威力を発揮する薬剤は他には多くはないのも事実です。この"上手に"という点は医師にまかせてください。服用する上で大事な点は二点。一つは薬剤の減量は慎重に行っているので、自分の判断で勝手に増やしたり減らしたりしないでください。もう一つは逆に漫然と服用することは副作用の面より避けるべきなのでステロイドが15mg以上の量で1カ月以上服用している時は医師に投与の必要性について確認してもよいでしょう。減量による症状の悪化を危惧して減量できない場合も多いのですが、免疫調整剤やレミケード®の使用を検討することもできます。

ステロイドを使用したからといって、全ての人が感染症を起こすわけではありません。ステロイドを使用していない人でも1年を通じて風邪を1〜2回引くことはありますし、全てのことをステロイドの服用と結びつける必要はないと考えます。ただ人ごみの前に出る場合にはマスクをするなどの予防をしたほうがよいでしょう。基本的に感染症予防のために抗生剤を投与する必要はありません。またインフルエンザワクチンを打っていいかについては外来で質問を受けますが、インフルエンザワクチンは**不活化ワクチン**なので基本的にワクチンを投与することは問題ありません。むしろ感染症の予防

不活化ワクチン　化学処理によりウイルス、微生物を殺して使用するワクチン。生ワクチンより副作用が少ないが、効果持続期間が短いことがあり、このため複数回接種が必要なものが多い。

の一環という意味では投与すべきでしょう。一方、**生ワクチン**を投与する場合は注意が必要です。クローン病患者さんに関係あるものとして麻疹、風疹ウイルスワクチンがあり（ほかにもおたふくかぜ、水疱瘡などがあります）、原則としてステロイドを投与中は投与しないことが望ましいと考えます。しかし昨今大学生を中心に麻疹が流行したいきさつもあり、ワクチンは投与したほうがよいので、たとえばステロイドを中止できないかなどについて医師と相談してください。

（長沼 誠）

生ワクチン　毒性を弱めた微生物やウイルスを使用。一般に不活化ワクチンに比べて予防の効果が強く持続期間も長い。しかし生きている病原体を使うため、打ったワクチンによる副作用を起こす確率が不活化ワクチンより高い。

Q22　レミケード®はどのような時に使用する薬ですか？

レミケード

A. 表3にレミケード®の適応を示します。治療指針では中等症から重症の活動性クローン病の患者さんのうち、5-ASA製剤やステロイド、栄養療法で症状の改善が認められない患者さんに使用します。また痔瘻、腸管皮膚瘻などの瘻孔病変に対してもよい適応です。筆者の施設（慶應義塾大学病院）ではクローン病患者さん全体のうち約25％の患者さんにレミケード®を使っています。この割合はクローン病を専門にしている病院の中では平均的な割合だと考えます。

　逆に使用してはいけない場合は感染症がある場合です。特に膿瘍がある場合に使用すると、別の臓器（たとえば肝臓や肺）に重篤な感染症を併発することがあります。肛門周囲膿瘍がある場合は、切開やシートンチューブなどを挿入し排膿してからレミケード®を使用します。また小腸に高度の狭窄や複雑な瘻孔を形成している場合も注意が必要です。このような場合短期的には効果があっても長期的に狭窄が改善されず腸閉塞を起こす場合が多くみられます。

　ただし最近ではレミケード®をより早期に使用するほど効果が高く、また長期的な予後も良いことが海外のデータや日本でも厚生労働省の研究班から報告されてきています。いつ、どのようなタイミングで使用するかについては主治医の先生とよく相談しましょう。

（長沼 誠）

表3　レミケードの適応

1. 中等度から重症の活動性のある病変
    - 栄養療法を行っても効果がない
    - ステロイドを使用しても効果がない
    - ステロイドは効果があるが減量中に再燃する
    - 免疫調整剤を使用しても効果がない
    - 免疫調整剤で副作用を起こして使用できない

2. クローン病に合併した痔瘻、皮膚瘻
    ただし膿瘍がないか、ドレナージされていることが原則

レミケード

Q23 レミケード®を継続して使用していますが、効果がなくなったらと心配です。また副作用についても教えてください。

A. レミケード®が使われるようになった5年ほど前は、レミケード®を使用して症状が改善すると使用を中止し、また再発するとレミケード®を投与するという使い方がほとんどでした。しかしその後の臨床試験でレミケード®に寛解維持効果があること、レミケード®を一度中止すると、次に使用した場合にレミケード®の効果を弱めてしまう抗体というものができてしまい、レミケード®が効きにくくなることやレミケード®の副作用が出現しやすいということが知られています。したがって最近では、レミケード®で状態が良くなった患者さんはそのままレミケード®を2カ月に1回投与し、良い状態を維持する治療法が多くなってきています。

　実際に2カ月に1回使用して良い状態を保っている患者さんも多いですが、中にはレミケード®を投与した後1カ月位で再燃を起こす患者さんもいます。このような場合レミケード®の投与間隔を短くすると再燃せずに過ごすことが可能です。またレミケード®は非常によく効く場合が多いので、これまで栄養療法だけをやってこられた方の中には、調子が良くなると急に栄養療法を止めて何でも食べるようになる方がいるようです。これはある意味では喜ばしいことなのかもしれませんが、やはりある程度の食事制限は必要であると思います。特にファーストフードや外食を頻回にすることは避けるべきでしょう。たとえば全部のカロリーを栄養療法で行ってきた

方は段階的に食事量を増やしていくことを勧めます。また長期間栄養療法をやっていて狭窄がある患者さんは摂食量が増えると腸閉塞の症状が出ることがあるので注意が必要です。

　レミケード®の副作用については日本の市販後全例調査の結果より約25％の人に何らかの副作用を認めています。主な副作用としては発熱、頭痛、発疹、軽度の呼吸困難、掻痒感、悪心、全身倦怠感などで、それぞれ投与した患者さんの1～2％で認められます。これらの副作用はいわゆる投与時反応といわれるものです。レミケード®は腸管の炎症に関係するTNF-αという物質に対する抗体ですが、この抗体には20％程度ヒト以外の成分が含まれています。そのためレミケード®の投与により一種のアレルギー反応が一部の患者さんに起こりますが、多くの場合投与時間を長くすることや抗アレルギー剤を事前に投与すると予防できます。しかし一部の方はアレルギー反応が投与のたびに起こり、中止せざるを得ない場合もあります。そのような患者さんに対してはヒュミラ®という100％ヒト由来の抗TNF-α抗体が使用可能です。またヒュミラ®は自己注射が可能であることから、外来での拘束時間が少なくて済むことにより、レミケード®を使用していない患者さんに投与される例も多くなってきています。また血液データでは白血球数の減少や肝機能障害が認められることがあります。さらに上気道感染症や尿路感染症等の発現が報告されています。重篤な感染症として、敗血症、肺炎、結核、日和見感染症等が認められています。そこで感染症にかかったかなと思われた患者さんは速やかに医療機関を受診し、レミケード®を投与されていることを医師に伝え、適切な処置を受ける必要があります。これらの重篤な感染症を起こす割合は1000人に投与したうちの2～3人程度です。

（長沼　誠）

Q24　栄養療法について教えてください。また栄養療法はどの位続けたほうがよいですか？

A.　クローン病に対して有効で副作用が少ない薬物療法がなかったこともあり、栄養療法はクローン病治療の中心に位

置づけられてきました。たとえばステロイドや免疫調整剤は有効な治療法ですが、副作用の問題などで抵抗がある患者さんも多いのが現状です。特に栄養療法は副作用がほとんどないことが特徴で、この治療法を受け入れられる患者さんにとっては、レミケード®が普及している今日でも中心となる治療法であるといえます。元来栄養療法は手術後の栄養管理として食事を開始する前に行われていたものを、症状の進行したクローン病患者さんの栄養管理の目的で使用したのが始まりですが、近年では栄養状態の改善だけでなく腹痛や下痢などの症状の改善も得られることがわかってきました。またクローン病では腸管の安静に加えて腸管腔からの抗原を取り除くことが治療の鍵となり、栄養療法はこれらの目的にかなった有用な治療法です。

　栄養療法は経腸栄養法と完全中心静脈栄養とに大別されます。病気の状態があまり良くない場合、腸管の狭窄がある場合は経口摂取を中止し完全中心静脈栄養にします。

　経腸栄養療法に使われる栄養剤としては、たんぱく質、脂肪をほとんど含まない成分栄養剤、少量のたんぱく質と脂肪含量がやや多い消化態栄養剤、カゼイン、大豆たんぱくなどを含む半消化態栄養剤があります。クローン病の経腸栄養療法としては主として成分栄養剤または消化態栄養剤が使われます。特に成分栄養剤は抗原性をもたないアミノ酸をたんぱく源とするため、消化をほとんど必要とせず、また脂肪分をほとんど含んでいないため、腸管の安静を保ちながら十分な高エネルギー、高たんぱく源の栄養補給を可能としています。さらに腸管内細菌叢を是正することも治療効果の一つと考えられています。

　通常、活動期には入院して1500～1800kcal摂取することが多いですが、量が多いと摂取が困難であること、臭いが強くてそのままでは飲むのが難しいため、鼻から細いチューブを胃または十二指腸まで挿入し（経管）、成分栄養剤を少量より開始し1週間位で維持量にまで増やしていきます。原則として成分栄養療法の導入は入院して医師、看護師の指導のも

どうしてる？＋こうしてる！

私は、病気のことを考える時間が短くなるように心がけています。趣味のことを考えたり、家族と遊んだり。寝ている間に経管で栄養剤を摂るのもその一つ。起きてから少しでも普通の食事を食べられるなら、病気を意識する時間も短くなります。[K.S.]

とに行うことになります。病勢が寛解になった後は薬物療法を併用しながら低残渣食（在宅成分栄養療法）を行い、寛解が続けば半消化態栄養剤、普通食へと移行していきます。ただし寛解が維持されても栄養療法は継続することが多く、900〜1200kcalの摂取により寛解維持する効果があることが知られています。したがって、いつまで続ければいいかという質問に対しては"できる限り長く"という答えになりますが、実際には学校や職場で摂取するのは難しい場合も多いと思います。栄養療法で良くなった患者さんについてはその後もまず栄養療法を継続するように指導するのが原則ですが、実際に患者さんに聞くとせいぜい300〜600kcalが限界の場合が多いようです。しかし「栄養療法を継続して行うこと」で脂肪摂取の制限などの食事を注意する患者さんが多い傾向にあり、患者さんの希望により少量でも栄養療法を継続するようにしています。このような患者さんは再燃した際に栄養療法を1200〜1500kcalに増やすことが可能で、入院をしないですむ場合も多いと思います。

（長沼 誠）

Q25 エレンタール®とラコール®、エンシュア・リキッド®などの違いは何ですか？

経腸栄養剤

A. 栄養療法の際に使用する栄養剤には、脂肪をほとんど含まない成分栄養剤（エレンタール®）、少量のたんぱくと脂肪成分が含まれる消化態栄養剤（ツインライン®）、カゼイン、大豆たんぱくなどを含む半消化態栄養剤（ラコール®、エンシュア・リキッド®）があります。エレンタール®はたんぱく源がアミノ酸のため臭いが強くそのまま服用することが難しかったのですが、最近品質の改良やフレーバーやゼリー化などの工夫により経口的に摂取することもできるようになりました。またボトルから直接に服用することもできるようになり、粉末を溶かして服用する必要がなくなりました。ラコール®、エンシュア・リキッド®は窒素源（たんぱく源）として牛乳と大豆が使われており、腸で多少消化されてから吸収されます。バニラ味やコーヒー味、ストロベリー味などの便利

> **どうしてる？ こうしてる！**
>
> 私は朝と昼をエレンタールにして、夜は極力普通の食事を摂るようにしています。ときには、お酒の席におつきあいすることも。そんな感じで、食生活をあまりギューギューに固めず、少なくともこれだけはというポイントを押さえるようにしています。[M.T.]

な缶入りがあります。2つともたんぱく質の含有はラコール®200mLあたりとエンシュア・リキッド®250mLあたりでほぼ同等ですが（約8.8g）、脂肪含有量はエンシュアのほうが多く（8.8g、ラコール®は4.5g）なっています。また両者ともカゼインが含まれており、これは牛乳成分であるため牛乳アレルギーがある人は使用できません。

どの栄養剤を使用するかは決められていませんが、厳密に脂肪制限をする必要がある場合は脂肪成分が少ないほうがいいと考えます。しかし症状が安定していて寛解維持目的に使用する場合では、服用できないものを無理して結局止めてしまうより、確実に服用できるものを長期に行ったほうが有効であると考えられます。

（長沼 誠）

エレンタール

Q26 エレンタール®の経口と経管のメリットとデメリットは何ですか？

A. 表4に経口と経管を比較したものを示します。前述したように栄養療法は味の問題で摂取が困難な場合が多々あります。また経口は一般的には腸管へ流入する速度が速くなるため、炎症が強い場合などは腸管に負担がかかり下痢や腹痛を起こすことになります。このような経口投与のデメリットのために、鼻から細いチューブを十二指腸付近まで挿入し注入する方法がとられるようになりました。経管からの注入は夜間行うことができ、昼間仕事で服用できない人でもかなりの

どうしてる？＋こうしてる！

抵抗をもたずに一度経管（鼻注）を試してほしい。慣れれば経口で1日何パックもエレンタールを飲む方がずっと大変なことが分かるはず。東急ハンズで組み立て式家具用のアルミパイプなどを買ってきて、自宅用の点滴台を簡単に作りました。分解可能なので出張にも持って行けて、重宝しましたよ。[K.S.]

表4　栄養療法　経口と経管の違い

	経口	経管
どのようなときに行うか	寛解期・活動期	活動期が中心（寛解期にも施行している場合もあり）
摂取できる量	900〜1200kcal程度	経管で1200kcal程度、経口も併せて2000kcal以上可能
注入速度	経管より速くなることが多い	ポンプで調節可能
メリット	・より自然な形で摂取 ・フレーバーなどで味の工夫も可	夜間注入し、昼間仕事可能
問題点	投与の速度により下痢、腹痛を誘発することがある	・まれに逆流することあり ・QOLの問題

量を栄養剤で補うことができるメリットがあります。またポンプなどを利用してゆっくり注入することもできるため腸管への負担も軽減されます。自分で注入できるようになると状態が悪くなった際に食事を制限して、経管から栄養剤を注入することによって入院を避けられることもあります。一方でチューブによる持続注入を行う際にまれに逆流して、肺などへの誤嚥の可能性もあります。また管を挿入することの抵抗感、苦痛などを感じる人もおり、生活の質を下げるおそれもあります。効果がある患者さんにとっては今後も行われる方法ではありますが、一方で薬物療法の進歩や、栄養剤がフレーバーの改良、ゼリーなどで摂取することができるようになっている現在では、今後経管による注入は活動期を中心に行われるようになると考えます。　　　　　　　　（長沼 誠）

Q27 エレンタール®を飲むと下痢をするのですが、何か対処法はありますか？

A. エレンタール®は浸透圧が高い栄養剤であるため、投与のスピードが早すぎると浸透圧性下痢を起こします。多くの場合エレンタール®を口から一度に大量に服用すると生じる場合が多いようです。味などの問題で無理に服用している方が多いと思います。フレーバーやゼリーなどの工夫もありますので速く飲むことを避けてください。経管から注入している方の場合は注入速度を遅くすることにより改善することもあります。

　また整腸剤や止痢剤を対処的に使う方法もありますが、もしエレンタール®が下痢の原因の中心で、長期間症状が安定している場合にはエレンタール®量を減量したほうがかえって下痢が減ることもありますので主治医と相談してみてください。　　　　　　　　　　　　　　　　　　（長沼 誠）

Q28 薬を飲んだら下痢も止まり、状態がよくなりました。もう通院しなくてもいいですか？

A. 薬剤を服用したら状態が良くなり、薬を自主的に中止し

CD治療

通院治療

エレンタール

どうしてる？＋こうしてる！

私の場合は、稀少難病者の会「あせび会」の紹介で、近所に住む患者さんと知り合い、実際に在宅経管栄養の様子を見せてもらったり、日常生活での注意点などを教えてもらって、とても参考になりました。[K.S.]

通院期間

たが6カ月後に再燃してまた来院した、などというケースを時々見受けます。これは指導する医師にも問題があるのかもしれませんが、基本的にクローン病と診断された場合、少なくても数年間は薬剤を継続したほうがいいでしょう。実際外来患者さんで再燃する一番の理由は薬剤の中断ということが知られています。したがって状態が良くなっても通院することが望ましいと考えます。

　ただ実際、状態が落ち着いている患者さんでは通院するのに時間をかけて病院へ来て、採血するのに時間がかかり、主治医と会うまでさらに時間がかかる、診察はあっという間に終わり、また延々と薬が処方されるまで待たされる……このような状況では通院もいやになってしまうかもしれません。この傾向は、特に大学病院や専門病院など通院する患者さんの数が多い病院にみられます。寛解期が長く続いた場合は担当の先生と相談して診察の間隔を長くしてもらい、薬剤や採血は会社や自宅の近くの医師に診てもらい、大腸内視鏡や造影の検査のときには専門医に診てもらう、などの方法をとってもいいかもしれません。"通院すること"よりも再燃を防ぐために"薬剤を継続すること"のほうが大事です。

（長沼　誠）

服薬期間

Q29　薬はいつまで飲まなければならないのですか？

A.　現在クローン病の原因についてはかなりの部分で明らかになりつつありますが、いまだ不明な点もあります。したがって、根本的な治療がないことも事実です。しかし、レミケード®を中心とした新しい薬剤の登場でずいぶん状況も変わってきており、長期に寛解される患者さんも多くなってきています。Q28で述べたように薬剤の中止は再燃の危険因子になりうるので、根本的な治療がない現状では「薬物を飲み続けてください」という医師が大部分だと思います。基本的に5-ASA製剤に関しては長期的に服用することによる安全性は確認されています（免疫調整剤、レミケード®は後を参照）。

クローン病に似た病気である潰瘍性大腸炎では大腸がんを合併する患者さんがいますが、ペンタサ®を長期服用している患者さんではがんの合併する率が低くなることが知られています。これは薬剤を継続して服用することにより慢性炎症が予防され、がんの発生が少なくなるためと考えられています。

　一方患者さん側にとっては「半永久的に薬剤を飲み続ける」ことにストレスを感じたり、患者さんによっては医師に無断で薬を中止している方もおられます。状態が安定しているときにいつまで薬剤を続けるか、これは決まりがありません。ただ少なくとも数年間再燃せず安定していれば、一時的に薬剤を中止してみる方法もあるかもしれませんが、患者さん一人一人で状況が違い、一概には言えませんので担当医と相談してください。

　免疫調整剤やレミケード®についてはどうでしょうか？免疫調整剤については少し前のデータでは4年間再燃しなければ一時休薬してもよいという論文がありましたが、実際クローン病を多く診ている外国の専門医に聞いてみると、答えの多くは「できるだけ長く」でした。これは免疫調整剤を使用している患者さんにはステロイド依存や多くの薬剤に効果がなかった場合が多いので、再燃することを考えるとできる限り長く飲んだほうが安全だろうということ、さらに薬剤を止めた後に再燃した場合、イムラン®などの再燃予防に使用していた薬剤は元に戻しても活動性を抑えることができないというのが根拠になっていると考えます。現時点ではっきり言える科学的根拠には乏しく、それぞれの医師の裁量に任されているのが現状です。

　レミケード®については海外では発売されて10数年、日本では5年程度でまだ長期的なことはわかっていません。レミケード®には明らかな寛解維持効果があるので、免疫調整剤と同様に少なくとも数年は使用したほうがよいと考えます。休薬した後再燃した場合に再度レミケード®を投与すると薬の効果が弱くなったり、副作用が起こりやすいことが知られ

CD治療

通院治療

どうしてる？＋こうしてる！

年に一度は会社の定期健診の際に胃カメラで診てもらうようにしています。自分の胃や腸がどのような状態か、自分の目で見られるのは貴重なこと。モニターを見ながら先生に質問することもあります。[K.S.]

ています。したがってレミケード®に代わる新しい薬剤が登場するまではレミケード®を継続したほうがよいという専門医もいます。

（長沼 誠）

市販薬

Q30　市販の痛み止めや風邪薬を飲んでいいのでしょうか？

A. 風邪を引いた際に薬を飲んでいいか？　という質問はおそらく外来患者さんの質問の中でベスト3に入ると思います。基本的には"風邪薬による副作用で腸炎を悪化させる"リスクと"風邪の状態が悪いまま生活することによって腸炎が悪化する"リスクをどう考えるかだと思います。多くの風邪はウイルスによるので基本的には抗生剤の必要はありませんが、対処的に咳を落ち着かせたり、鼻汁の分泌を抑えたりする薬剤はあまり腸には影響はないと考えられますので、使用してよいと考えます。ただ高熱の場合、リンパ腺や扁桃腺が腫れている場合は二次的に細菌感染を起こしていることもあるので抗生剤が有効である場合もあります。また市販の風邪薬は病院で処方される薬剤より成分は弱いことが多いのですが、腸炎を悪化させることも見受けられます。できれば医師に処方された薬剤を服用されたほうがいいと思います。

（長沼 誠）

> **どうしてる？こうしてる！**
> 風邪をひいたときには、いつも診察の時に風邪薬を先生に出してもらいます。あとは葛根湯など漢方薬も出してもらいますよ。[M.M.]

下痢止め

Q31　市販の下痢止めを飲んでいるのですが、これはクローン病に効きますか？

A. あくまでも対処療法として下痢を抑えたり、腹痛の改善に効果がある場合もありますが、根本的に炎症を抑える治療法ではありません。基本的にはQ30で述べたように薬剤は医師から処方された薬が好ましいと思います。炎症が落ち着いている患者さんの中で時々下痢を起こす場合は、あらかじめ担当医と相談して頓服（臨時で服用する）で服用する薬剤をもらっておくとよいでしょう。ただ下痢止めの中でも整腸剤などは、基本的に市販薬と病院で処方される薬剤の成分はほぼ同じですので市販薬でもよいと考えます。しかし腸管に狭

窄がある患者さんに整腸剤以外の市販薬を使用した場合に症状を悪化させる可能性もありますので注意が必要です。

（長沼 誠）

Q32　漢方薬はクローン病に効きますか？

漢方薬

A.

(1) クローン病の西洋医学的病態と一般的治療

　クローン病は厚生労働省の特定疾患に指定され、潰瘍性大腸炎と異なり、罹患腸管が大腸だけでなく、小腸の広範囲にまで広がることもあり、難治性下痢を繰り返し、栄養障害をきたします。内科的治療は潰瘍性大腸炎と同じように5-アミノサリチル酸製剤（ペンタサ®、サラゾピリン®）と、ステロイド剤を中心に使用しますが、他に抗サイトカイン療法も瘻孔をともなった病変に対して普及してきました。一方、外科的治療になる場合、腸管の罹患部位が広く、再燃率が高いために複数回の手術で、広範囲切除になり、短腸症候群をきたすこともあります。さらに難治性の肛門病変（複雑痔瘻など）をともなうため、ひどい場合には人工肛門も余儀なくされます。このように、若年時より罹患し、厳しい食事制限が強いられ、長期間の経腸栄養あるいは経静脈栄養下で、日常生活にかかるストレスが大きいと思われます。

(2) 漢方治療を行うメリット

　前述したように、クローン病は若年者より発症し、罹病期間も長く、全身疾患としての要素が強いために、以下に示すメリットで漢方治療が推奨されると思います。

- ●免疫賦活作用を有し、"体力をつける作用"がある。
- ●自覚症状の改善に優れた効果がある。
- ●作用は自然で副作用が少ない。
- ●消化管にとらわれずに、全身的な状態を改善する視点を持っている。
- ●漢方はもともと複数の症候に対して統合的に治療する体系を持っている。

(3) クローン病の漢方治療の実際

　クローン病の漢方治療では主な症状である腹痛や下痢、それにともなう体重減少に対して、処方選択することが多いと思われます。治療薬として腹痛、胃腸虚弱を目標に建中湯類が使用され、痙攣性の腹痛時は小建中湯、腹部膨満をともなう腹痛では大建中湯など、腹痛の性状に合わせて処方を選択します（表5）。さらに、体重減少に対してはクローン病が慢性消耗性疾患であることを考えると、気力や体力を補う補中益気湯、あるいは、さらに貧血が加われば十全大補湯を用います。また、クローン病は、清熱剤や**駆瘀血剤**を含む処方も治療効果を期待でき、右下腹部の腫瘤や炎症を目標に抗炎症作用、駆瘀血作用を持つ大黄を含んだ大黄牡丹皮湯などを用いることがあります。実際に活動性のクローン病に対して建中湯類で症状改善せずに大黄牡丹皮湯で症状が緩和した例もあります。クローン病の外科的治療後、長期間における吻合

駆瘀血剤　障害された血の流通を良くする薬剤。

表5　炎症性腸疾患に対する漢方的アプローチ

下痢	第一選択薬、上部消化管症状あり	人参湯
	上部消化管症状なし	真武湯
	人参湯、真武湯が無効	啓脾湯
	腹鳴、みぞおちの張り	半夏瀉心湯
	軽度の粘血便をともなう	胃風湯
	ステロイド剤併用	柴苓湯
腹痛	第一選択薬	小建中湯
	体力が虚弱	黄耆建中湯
	ガスによる腹満、腸管蠕動亢進	大建中湯
下血	第一選択薬	芎帰膠艾湯
	体力頑健である	黄連解毒湯
膿瘍・瘻孔	第一選択薬	十全大補湯
	虚証で体力消耗あり	千金内托散
	局所に少し活動性が残る	托裏消毒飲
回盲部腫瘤	便秘なし	腸癰湯
	便秘あり	大黄牡丹皮湯
全身倦怠感	貧血症状なし	補中益気湯
	貧血症状あり	十全大補湯
	食欲不振が主訴	六君子湯

部狭窄の頻度は高く、内視鏡的拡張術や外科的処置を行います。このような吻合部狭窄症例に対して、浮腫（むくみ）を取るために柴苓湯あるいは茯苓飲を使用し、症状緩和に導いた例もあります。

さらにクローン病では腸管病変にともなって痔瘻を生じることがあります。これは漢方では気・血が不足した状態と考え、それらを補う十全大補湯あるいは黄耆建中湯を使用します。その他の痔瘻の処方として、帰脾湯、煎じ薬である托裏消毒飲、千金内托散などが使用されますが、痔瘻の漢方治療は容易ではありません。

クローン病において、西洋医学治療に抵抗する場合、検査所見に比べて自覚症状が強い場合が少なくありません。そのような例に対して、漢方治療を上手に併用することで、患者さんのQOLが向上すると考えられます。（荒井勝彦、新井信）

3-2　内科入院

Q33　どのようなときに入院治療が必要になりますか？

入院の目安

A. 入院治療が必要になる原因はさまざまですが、主に次のような場合に入院治療が必要になります。

(1) 腹痛、下痢などの腹部症状が悪化し、外来での治療では改善しないとき。このような場合、腸の潰瘍などの病変が悪化している可能性があります。症状が続くと栄養状態が不良になり脱水や消耗症状も加わり、体重減少、発熱などの症状が現れます。

(2) 便が出にくくなり、お腹の張りが強くなり、さらに吐き気や嘔吐が出現したとき。このような場合には、腸病変の一部が細くなっている（**狭窄**）可能性があります。狭窄が進むと腸が完全にふさがってしまう、腸閉塞という状態になります。

(3) 血便が続くとき。腸の潰瘍部より出血している可能性があります。出血は腸の炎症が比較的落ち着いているときに

狭窄　腸の内腔が細くなってしまうこと。腸の深い潰瘍が良くなったり悪くなったりを繰り返すことにより形成されると考えられている。

も起こることがあるので注意が必要です。

(4) 突然強い腹痛が起こり、症状が時間とともに悪化するとき。この場合、腸の深い潰瘍が破れて（**穿孔**）、腹膜炎をきたしている可能性があります。すぐに入院、治療が必要です。破れた孔から便や消化液などが腹腔内に漏れると腹膜炎を起こし、緊急の治療が必要な状態となります。

(5) 肛門の痛みとともに肛門の周りが腫れ、発熱がみられるようになったときには、肛門周囲に膿がたまっている（肛門周囲膿瘍）可能性があり、適切な治療をしても症状が改善しないときは入院が必要になります。

(6) 痔瘻や皮膚瘻などの**瘻孔**がなかなか治らなかったり悪化するとき。

(7) 急性腸炎を合併し一時的に下痢症状が悪化したときなども、症状の程度により入院が必要となります。（飯塚政弘）

穿孔 腸の深い潰瘍部に孔が開いてしまう状態。

瘻孔 腸の潰瘍が深くなり、腸の壁を越えて他の臓器や皮膚と交通した状態のこと。

入院の目的

Q34 入院したら、必ず手術をしなければならないのでしょうか？

A. 入院したら、必ず手術をしなければならないということはありません。入院した場合でも、クローン病治療の中心は内科的治療です。また、クローン病の患者さんでは、手術をして病変部を切除してもその後再び手術となる率（再手術率）が比較的高いので、手術はできるだけ最小限とするという考えが一般的です。

しかし、内科的治療が無効の場合やほとんど効果のない場合には手術が必要になります。たとえば、Q33でも述べましたが腸が破れて（**穿孔**）、腹膜炎をきたした場合や腸に長い範囲の狭窄があり腸閉塞になってしまった場合には、内科的治療は無効のため手術が必要になります。また、すぐには手術が必要でない状態でも、日常生活に支障をきたすようなお腹の症状が続く場合や1年間に何度も入退院を繰り返すため日常生活、社会生活が大きく妨げられる場合などには、医師と患者さんが相談の上、手術を行うこともあります。

（飯塚政弘）

Q35 入院はどれ位の期間になりますか？

入院期間

A. Q33でもお答えしたように、入院に至る原因はさまざまです。そして、Q36でもお答えしますがそれぞれの原因により治療方法が異なってくるため、入院期間は必ずしも一定ではありません。また、入院期間は腸の炎症の程度（重症度や病変の範囲）、栄養状態などによっても異なってきます。以下に入院期間の大凡の目安を示しますので参考にして下さい。

(1) 通常の腹部症状悪化での入院の場合

治療は栄養療法、または抗TNF-α抗体製剤（レミケード®またはヒュミラ®）の投与が行われる可能性が高いため、入院期間は約1カ月～2カ月を要します。栄養状態が悪い場合には入院期間はさらに延びる場合があります。

(2) 腸の狭窄（きょうさく）による入院の場合

Q36で詳しく説明しますが、多くの場合入院後内視鏡的拡張術か外科手術が行われることが予想されます。いずれの場合でも入院期間は約1カ月を要します。

(3) 出血による入院の場合

特に強い炎症がみられない場合には約2週間～1カ月。出血が内科的治療では改善せず外科手術が必要になった場合には、入院期間はさらに1カ月程度長くなります。

(4) 腸が破れた場合（穿孔（せんこう））

外科手術が必要になります。この場合、合併した腹膜炎（ふくまくえん）の程度などにより入院期間も異なってきますが、約1カ月を要すものと考えられます。

(5) 肛門周囲膿瘍（こうもんしゅういのうよう）の場合

外科治療が必要となります。入院期間は数日～1週間程度を要します。

CD治療 / 内科入院

> **どうしてる？＋こうしてる！**
>
> 最初の入院では、同室のクローン病患者さんが退院後の生活面も含めて、この病気との付き合い方をいろいろ教えてくれて助かりました。専門病院だったので、看護師さんも対応に慣れていて、安心感がありましたね。
> [K.S.]

(6) 治り難い瘻孔が原因の場合

　入院期間は1カ月～2カ月を要します。腸に明らかな狭窄がない場合、多くの施設では抗TNF-α抗体製剤による治療を行うことになると思われます。副作用の発現状況などをみて抗TNF-α抗体製剤の投与は途中から外来で行うこともありますので、この場合入院期間は短縮されます。

(7) 急性腸炎を合併した入院の場合

　患者さんの状態にもよりますが、入院期間は約1～2週間程度と考えてよいでしょう。

　以上、入院になった原因別に入院期間の大凡の目安を示しましたが、(5)、(7)の場合を除いて入院期間は1カ月～2カ月になると考えてよいと思います。また、個々の患者さんの状態、治療に対する反応性の違いなどにより入院期間も大きく異なってくる場合があります。　　　　　　　　　　　　　　　（飯塚政弘）

Q36　入院中の治療について教えてください。

A．　入院中の治療は内科的治療と外科的治療に大きく分かれます。Q34でも述べましたが、クローン病治療は原則として内科的治療が優先して行われており、ここでは内科的治療を中心に述べたいと思います。内科的治療として使用する可能性のある薬剤の商品名および注意が必要な副作用を表6に示しました。

　クローン病で強い腹痛やひどい下痢症状などの高度の炎症所見を認める場合には、腸管の安静を保つため入院後原則として絶食になります。そして多くの場合、成分栄養剤（ED）のエレンタール®などによる経腸栄養療法（成分栄養療法）、または高カロリーの点滴を行う中心静脈栄養療法（TPN）が開始されます。つまり、成分栄養療法とは、たんぱく質はアミノ酸、糖質はデキストリンというレベルまで消化され、かつ脂肪分をほとんど含まない極めて消化吸収に優れた成分栄養剤を用いた治療法です。必須脂肪酸は脂肪乳剤（イントラファット、イントラリピッドなど）の点滴で補います。成分

栄養療法は、原則としてEDを経鼻チューブを用いて投与する経管法で行いますが、最近は直接飲用する経口法で行う場合も多くなっています。

成分栄養療法や中心静脈栄養療法などの栄養療法では、使用する成分栄養剤や点滴自体には重篤な副作用はみられませんが、長期間治療を行う場合にはセレンや亜鉛などのいわゆる微量元素の欠乏症が起こることがありますので注意が必要です。微量元素とは生体内に存在するミネラルのうち、その存在割合が0.01%以下のものを指しており、微量でも生命の本質的なところで極めて重要な機能を担っていることが知られています。さらに、中心静脈栄養療法を行っている場合には、常に**カテーテル感染**に注意する必要があります。

通常これらの栄養療法とともに、ペンタサ®や免疫調整剤などの薬物療法が同時に行われます。肛門病変をともなっている場合にはフラジール®が投与されることがあります。また、症状によっては副腎皮質ホルモン製剤プレドニン®が投与される場合もあります。以上のような治療を行っても炎症

カテーテル感染 点滴に使用しているカテーテルを介して細菌やかびなどが血液の中に侵入し、感染を起こすこと。

表6　クローン病治療に用いられる主な薬剤

薬剤（商品名）	作用	副作用
メサラジン（ペンタサ®）	腸粘膜に直接作用して炎症を抑える。	膵炎、間質性肺炎、心筋炎など。
サラゾスルファピリジン（サラゾピリン®）	ペンタサ®と同様だが小腸病変には効果なし。	過敏症、溶血性貧血、男性不妊、肝機能障害など。
アザチオプリン（イムラン®）	免疫調整剤。速効性はない。	骨髄抑制による白血球減少、膵炎、肝機能障害、脱毛、嘔気など。
メルカプトプリン(6-MP)（ロイケリン®）	イムラン®は体内で6-MP（ロイケリン®）に変換される。イムラン®と有効成分は同じ。	骨髄抑制による白血球減少、肝機能障害など。
プレドニゾロン（プレドニン®）	副腎皮質ホルモン製剤であり、炎症やアレルギーを抑え、免疫調整作用をもつ。	ムーンフェイス、にきび、精神症状、骨粗鬆症、糖尿病など。
メトロニダゾール（フラジール®）	抗生物質であり、免疫調節作用ももつ。肛門病変に対して使用することが多い。	しびれなどの末梢神経障害、味覚障害、めまいなど。
シプロフロキサシン（シプロキサン®）	抗生物質。肛門部病変などに使用する。	下痢、肝機能障害など。
インフリキシマブ（レミケード®）	腸の炎症を引き起こすと考えられているTNF-αに対する抗体であり、その働きを抑える（ヒトとマウスのキメラ抗体）。	アレルギー反応、結核などの感染症など。
アダリマブ（ヒュミラ®）	作用は向上。（ヒト型抗TNF-αモノクローナル抗体）	感染症、ループス様症候群など。

症状が改善しない場合には、抗TNF-α抗体製剤（レミケード®またはヒュミラ®）が投与されます。レミケード®については、Q22で詳しく説明されていますので参照してください。施設によっては患者さんの状態をみて初めから抗TNF-α抗体製剤の投与を行う場合もあり、このような治療法は今後増える可能性があります。

腸の狭窄による入院の場合も、まず絶食により腸の安静を図り、点滴による栄養補給が行われます。狭窄の程度が軽い場合には、このような腸の安静を図る治療のみで症状が改善し退院できる場合もあります。腸の狭窄に対する治療には、内科的治療と外科的治療があります。狭窄の程度、長さ、場所などをみて可能な場合には内科的治療として内視鏡を用いた**バルーン拡張術**が行われます。拡張術は通常入院中に数回行われます。内視鏡的拡張術は安全な治療法ですが、狭窄部に深い潰瘍がある場合や狭窄部の場所によっては穿孔や出血を起こす危険がやや高くなるため、治療の適応をきちんと判断することが大切です。最近の小腸内視鏡技術の進歩により、以前は拡張術が困難といわれた、口からも肛門からも遠く離れた小腸でも治療が可能となってきました。一方、狭窄の範囲が長い場合には内視鏡的拡張術は適応外となります。このような場合には外科手術が行われます。外科手術には、狭窄部を切除する狭窄切除術と狭窄部を広げる狭窄形成術があります。

腸からの出血が原因で入院した場合も、絶食・安静とし、点滴および出血を止めるための薬剤（止血剤）の投与が行われます。出血している場所が内視鏡で確認できる場合には、クリップなどを用いた内視鏡的止血術が行われます。これでも止血が困難な場合には、血管造影で出血している場所を確認し、出血している血管にコイルを詰めて止血をはかります。このような方法を全て用いても止血ができない場合には、外科的に出血している腸管の切除を行います。

瘻孔がなかなか治らないために入院となった場合、腸に明らかな狭窄がみられなければ、多くの場合抗TNF-α抗体製

バルーン拡張術　狭窄のある場所で風船のようなものを膨らませて腸を拡張する方法。

剤の投与が行われることになるでしょう。瘻孔とともに腸にはっきりとした強い狭窄がある場合には（特に瘻孔のすぐ近くにある場合）、多くの場合抗TNF-α抗体製剤投与よりも外科手術が考慮されることになると思われます。

　急性腸炎を合併して入院した場合も、原則として入院後絶食とし、点滴による治療を行います。多くの場合、数日～2週間ほどで症状は落ち着きます。　　　　　（飯塚政弘）

Q37　レミケードはどのようなときに使う薬ですか？

A. Q22参照。

レミケード

Q38　レミケードを継続して使用していますが、効果がなくなったらと心配です。また副作用について教えてください。

A. Q23参照。

レミケード

Q39　入院中の食事はどのようなものですか？また、いつから食べられますか？

A.

入院中の食事

(1) 病院の食事

　入院中の食事は、今までの食生活を振り返り、食事を摂取してみて下痢、腹痛、腹部膨満感などの消化器症状が起こらないかを確認する、また退院後自宅で、どのような食事をどの位食べていいかを実際に目で見て学ぶよいチャンスです。

　食事内容は各病院によって異なります。しかし基本はどこの病院でも、低脂肪、**低残渣**で消化のよい食事が提供されていることと思います。クローン病の患者さんが少ない施設では、低残渣食や潰瘍食、脂質コントロール食が出されている場合があるかもしれません。

低残渣　食物繊維の少ない食事。

　当施設（社会保険中央総合病院）では"IBD食"という、クローン病の患者さんのための低脂肪、低残渣食があります。IBD食は6段階あり（表7参照）、流動食から**三分粥**、**五分粥**と徐々に形状、エネルギー、たんぱく質、脂質、使用食品数が

○**分粥**　米の5倍量の水で炊いたお粥を全粥といい、これとおもゆ（お粥のうわずみ液）を混ぜた割合によって○分粥という。全粥：おもゆが、3：7なら三分粥、5：5なら五分粥となる。

表7 IBD食

食品群＼区分	1度	2度	3度	4度	5度	6度
主食(g)	重湯450	三分粥450	全粥600	米飯500	米飯500	米飯660
芋類(g)	でんぷん3	50	50	50	50	50
砂糖類(g)	10	10	10	10	10	10
油脂類(g)				3	8	10
魚介類(g)						
白身魚(g)		40	60	40	60	80
青魚(g)				40	60	80
卵類(g)			25	25	50	50
獣鳥肉類(g)				ささみ40		鶏皮なし肉60
大豆製品(g)						
豆腐(g)		60	60	60	100	100
みそ(g)	25	25	25	12	12	12
乳類(ヨーグルト)(g)					100	100
緑黄色野菜(ジュース)(g)		190	190	190		
緑黄色野菜(g)		30	40	60	80	100
淡色野菜(スープ)(g)						
淡色野菜(g)		40	80	120	150	200
果実類(ジュース)(g)	200	200	200	200		
果実類(g)			150	100	100	100
総エネルギー(kcal)	300～350	600～650	900～1000	1200～1300	1500～1600	1900～2000
総たんぱく質(g)	5～7	20～25	30～35	40～45	60～65	80～85
脂質(g)	1.5～2.0	5.0～8.0	10～13	15～20	30～35	35～40
食物繊維(g)	～1.5	～8.0	8.0～9.0	10.0～12.0	12.0～13.0	13.0～

増えていきます。個々の患者さんにより、病変の部位、範囲、腸管狭窄（きょうさく）や瘻孔（ろうこう）の有無、消化吸収能が異なり、下痢、腹痛、腹部膨満感等を誘発する食品も異なるので、できる限り個人対応食としています。

食事のみで創傷治癒や貧血など栄養状態の改善が認められない場合は、栄養補助食品を付けることもあります。

(2)食事の開始および食上げ

食事の開始および**食上げ**の指示は医師が出します。入院後、種々の検査により、消化管の通過障害や出血、膿瘍（のうよう）がないことなど消化管の使用が可能と判断されると開始になります。上記の症状が認められた場合には、絶食とし、薬物療法や栄養療法（中心静脈栄養法および成分栄養剤を用いた栄養療法）で治療し、腸管が安静に保たれ、寛解（かんかい）導入できたと判断されたら、食事が開始になります。

食上げ 流動食→三分粥→五分粥と食事形態を上げていくこと。

寛解導入の目安として、腹痛、下痢などの症状の改善はもちろんのこと、CRP、血沈、白血球など炎症反応の陰性化、総たんぱく、アルブミン、ヘモグロビンなど栄養状態の改善が挙げられます。

食事開始時の内容および食上げのタイミングについては、かなり個人差があります。絶食が長期間にわたった場合は腸管の粘膜が萎縮していることが考えられるので、成分栄養剤やGFO（グルタミン、ファイバー、オリゴ糖）、流動食から開始し、比較的ゆっくり食上げしていきます。絶食期間が短い場合は、三分粥や五分粥から始める場合もあります。

食上げ途中で、腹痛、下痢などの症状の悪化や炎症反応の上昇がみられたら、再度絶食としたり、食事内容を1ランク下げたりして様子をみます。

ある程度の食事を摂取しても症状がなく、また炎症反応の上昇を認めなければ退院となります。　　　　（斎藤恵子）

Q40　どのような状態になったら退院できますか？

A.　通常、入院の原因であった腹痛や下痢などの腹部症状が改善し、"寛解"といわれる腸の炎症が落ち着いた状態になった場合に退院が可能となります。寛解に至ると、血液検査で炎症の程度を表すCRP（C反応性蛋白）や赤沈の値は正常化します。臨床的寛解の判定は、一般にIOIBDスコア（表8）やCDAIスコア（表9）により行います。このとき、潰瘍などの腸の病変も同時に治癒していることが理想ですが、臨床的に寛解と判定されても腸の病変は必ずしも治癒していない場合もあることが報告されています。このような腸の炎症の治癒が不十分な場合、症状が良くなったからといって外来で治療を中断すると、すぐに再燃（腸の病変が再び悪化すること）をきたす可能性が高いので、退院しても治療を続けることが重要です。お腹の症状が改善しても治療を続けていくことは、とても根気のいることですが、再燃を抑え、よりよい生活を送っていただくためにぜひ実行していっていただきたいと思います。なお、例外的ではありますが患者さんの生活

表8 IOIBDアセスメントスコア

1. 腹痛
2. 1日6回以上の下痢、あるいは粘血便
3. 肛門部病変
4. 瘻孔
5. その他の合併症（結節性紅斑、ぶどう膜炎、関節炎など）
6. 腹部腫瘤
7. 体重減少
8. 38℃以上の発熱
9. 腹部圧痛
10. 血色素　10g/dL以下

1項目1点として合計スコア数とする。
寛解状態とはスコアが0または1で、CRP陰性、赤沈値が正常の状態。
(Myren J, et al: Scand J Gastroenterol 95:1-27, 1984)

表9 CDAI

1.	過去1週間の水様または泥状便の回数	×2 ＝ y1
2.	過去1週間の腹痛（毎日評価し、7日分を合計する） 0：なし、1：軽度、2：中等度、3：高度	×5 ＝ y2
3.	過去1週間の主観的な一般状態（毎日評価し、7日分を合計する） 0：良好、1：軽度不良、2：不良、3：重傷、4：激症	×7 ＝ y3
4.	患者が持っている下記項目の数 ①関節炎／関節痛、②虹彩炎／ぶどう膜炎、③結節性紅斑／壊疽性膿皮症／アフタ性口内炎、④裂肛、痔瘻、または肛門周囲膿瘍、⑤その他の瘻孔、⑥過去1週間以内の37.8℃以上の発熱	×20 ＝ y4
5.	下痢に対してロペミン®またはオピアト®の服用 0：なし、1：あり	×30 ＝ y5
6.	腹部腫瘤 0：なし、2：疑い、5：確実にあり	×10 ＝ y6
7.	ヘマトクリット(Ht) 男(47−Ht)、女(42−Ht)	×6 ＝ y7
8.	体重：標準体重 100×（1−体重/標準体重）	＝ y8

各項目の数値の総和＝（y1+y2+y3+y4+y5+y6+y7+y8）をCDAIとする。
CDAI　150未満＝非活動期、150以上＝活動期、450以上＝非常に重症
(Best WR, et al: Gastroenterology 70:439-444, 1976)

環境、社会活動などを考慮し、主治医と患者さんが相談の上、必ずしも寛解に至らなくとも退院になる場合もあります。

（飯塚政弘）

中心静脈栄養

Q41　中心静脈栄養について教えてください。在宅で行うとき、注意することはありますか？

A. 腹痛や下痢症状などによって口から栄養を十分摂ること

ができないとき、期間が短い場合には通常腕などの末梢の静脈から点滴により水分、電解質、栄養分を補給します。しかし、腕などの末梢の静脈は細く血管の壁も薄いため高濃度の栄養分を投与することができません。つまり、1日1000kcal程度の栄養分しか投与することができず、長期にわたり十分な栄養補給が必要な場合には末梢血管からの点滴では栄養不足になってしまうので、中心静脈（上大静脈や下大静脈など）といわれる太い血管内にカテーテルを入れて高カロリーの栄養分を投与する"中心静脈栄養"が必要になります。中心静脈栄養法は、日本ではIVH（intravenous hyper-alimentation）とも呼ばれますが、TPN（total parenteral nutrition）が世界共通の呼び名といわれています。クローン病患者さんの治療として、日本では成分栄養療法（ED療法）が行われ効果をあげていますが、ED療法ができない場合や、ED療法では栄養状態の改善が難しい場合に中心静脈栄養が選択されます。具体的には、①腹痛、下痢などの腹部症状が強くED療法ができない場合、②炎症の範囲が広いことなどによりED療法では栄養状態の改善が難しい場合、③狭窄、腸出血などの合併症のためED療法が困難な場合、④手術により広い範囲の腸切除が行われた結果、腸が短くなってしまいEDや食事のみでは栄養の補給が難しい場合、などが中心静脈栄養の適応になります。

　中心静脈栄養のカテーテルは、通常鎖骨下静脈や内頸静脈に挿入され、数日間かけて高カロリー輸液に移行していきます。輸液では糖、アミノ酸、各種ビタミンの他、亜鉛、鉄、銅などの微量元素や必須脂肪酸が投与されます。中心静脈栄養開始後、腹痛・下痢などの腹部症状、栄養状態、CRPなどの炎症所見、そして実際の腸の炎症の改善状態をみながら徐々にEDなどの治療に切り替えていきます。

　中心静脈栄養にともなう合併症や注意すべきことは以下のような点です。①中心静脈栄養カテーテル挿入時、気胸（誤って肺を刺してしまい空気が胸腔内に漏れてしまうこと）などの合併症をきたすことがあります。②カテーテルを挿入し

た部位から細菌やかびなどが血管内に入り、全身に回り敗血症をきたすことがあります。③高血糖、低血糖をきたすことがあります。④脂肪肝、肝機能障害をきたすことがあります。⑤長期間行った場合、亜鉛やセレンなどの微量元素欠乏をきたすことがあります。

　先ほども少し述べましたが、手術などにより腸が短くなったため、または腸の広い範囲に炎症や狭窄があるため、ED療法や口からの栄養摂取では栄養状態を維持できない場合には自宅でも中心静脈栄養を行うことが必要になります。この在宅中心静脈栄養法は、home parenteral nutritionの頭文字を取りHPNと呼ばれます。HPNは通常のカテーテルで行われることもありますが、長期間の場合カテーテルを固定している糸がはずれてカテーテルが抜けてしまうおそれなどもあるため、カテーテルとポートと呼ばれる穿刺部を完全に皮膚の下に埋め込む方式で行うのが一般的です。輸液は24時間継続して行う場合と夜間など一定の時間を決めて行う場合がありますが、いずれの場合にも輸液は輸液ポンプを用いて行います。24時間輸液を行う場合、輸液バックや輸液ポンプはジャケットやショルダーバッグに収納して携帯できるので、家事や外出も可能です。

　在宅中心静脈栄養法で最も注意しなければならないのはカテーテルを通じて細菌などが血管内に入ることにより起こる敗血症であり、毎日の清潔操作がとても大切になります。また、一定の時間を決めて輸液を行っている場合には輸液終了後、濃度の異なる輸液を行っている場合には高濃度から低濃度の輸液に交換後に低血糖が起こることがありますので注意が必要です。在宅中心静脈栄養は長期にわたって行われることが多いため、先ほども述べました微量元素欠乏症にも十分注意する必要があります。

〔飯塚政弘〕

3-3 手術

Q42　どのようなときに手術が必要になりますか？

A. 最も多いのが、狭窄（腸が狭くなること、Q83図1参照）です。狭窄の症状は、食後に腹部にきりきりとした痛みを感じる、腹部にガスがたまってふくれる、吐き気がする、食べたものを吐くなどです。腹部の痛みを感じる場合は、場所が大体一定していることが多いようです。もちろん、腹痛は狭窄以外でも発生しますが、食事をするたびに腹痛が発生する場合は、狭窄が進行している状態といえます。放っておくと次第に摂取量が減ってきて体重も減少します。狭窄の部位や程度をみるためには、CT検査や、大腸や小腸の造影検査、内視鏡検査などが必要になります。その結果、狭窄部の口側の腸が拡張している場合や、瘻孔をともなった狭窄では、手術が必要と判断されます。

　クローン病では、狭窄に次いで瘻孔をつくりやすい性質があります。瘻孔は腸の全層性の病変が、癒着した隣の腸管に波及して、腸と腸とが通じた状態です。このような状態になると、発熱の原因となりやすく、CRPなどの炎症マーカーは上昇します。また、一旦癒着した部分に他の腸がさらに癒着し、別な瘻孔をつくることもあります。たびたび炎症の増悪を繰り返す場合や、瘻孔を通って消化液などが別の腸に流れ込むと下痢がひどくなります。また、膀胱への瘻孔では、尿にガスや便が混じることがあり、膀胱炎を起こしやすくなります。また、高度な炎症を持つ腸の近くに尿管があると炎症のために尿管が圧迫されて狭くなることもあり、放っておくと腎臓の機能が失われるため、手術の理由になります。

　瘻孔と同様に、全層性の炎症により腸管の内容物が腸の外側に漏れだして、腸の外側に炎症を起こし膿がたまる場合があります。これが、膿瘍です。症状は痛みと発熱です。通常、絶食と抗生物質の投与が行われますが、良くならない場合には手術が必要です。手術には、病変部の腸の切除が必要です

手術前の不安

狭窄　部分的に腸が狭くなること。クローン病では、炎症による組織の浮腫（むくみ）や線維化で固くなることにより、腸が狭くなることがよくある。

瘻孔　腸の病変が高度となり、潰瘍が癒着した隣の腸に通じてしまい、トンネルのように通じてしまう状態。小腸と小腸の間や小腸と大腸、小腸と胃、大腸と胃の間にも発生する。また、腸と膀胱の間の瘻孔もある。このような瘻孔を内瘻、また、腸管から腹壁に開口する瘻孔を外瘻と呼ぶ。

どうしてる？＋こうしてる！

個人的には、できれば手術は避けたいと思ってきたのですが、再燃のサイクルが短くなってきたので手術することに。でも、手術したことで食べられるものがグンと広がって、人と一緒に食事ができる機会がかなり増えた事はうれしかったですね。[K.S.]

が、膿を体外に排出するためのドレナージ術のみのこともあります。その際には、後日、再び手術を行って原因となった腸の切除を行います。特に、膿瘍が腰の部分の腸腰筋(膝を上げる筋肉)に及んでいると、痛みのため膝をまっすぐ伸ばせなくなります。

　クローン病では、突然腸に穴が開く穿孔を起こすこともあり、これにより腹膜炎を起こします。時にはみぞおち周辺に留まることもありますが、腹部全体の痛みが発生します。腸液が腹腔全体に流れ出した状態ですので、緊急に手術が必要です。穿孔を起こす患者さんは、薬の服用を勝手に止めたり、不規則に服用したりした場合に多く、治療がきちんとなされていないことが多いようです。

　一般にクローン病では、腸からの目に見えない出血が慢性的に続いて貧血になりやすくなっていますが、突然、大出血を起こし意識がなくなったり、ショックになって病院に運ばれることがあります。輸血、補液を通常行いますが、十分な治療を行っても状態が改善しない場合には、生命を守るために緊急に手術が行われます。

　また、経腸栄養、絶食、中心静脈栄養、薬物などの十分な治療にもかかわらず、炎症が高度で発熱、CRPの高値が続く場合、ストーマ造設、または腸切除などの手術が行われます。特に、下行結腸から直腸にかけての病変は持続する炎症のコントロールが難しい場合があります。

(舟山裕士)

どうしてる？こうしてる！

手術を決断するとき、私個人での手術のプラス面／マイナス面を書き上げてみました。今手術をした場合／しなかった場合に分けて、点数化してみたり。自分を納得させる材料にはなったと思います。[K.S.]

入院期間

Q43　手術による入院期間はどれ位ですか？

A.　通常、手術を行う患者さんでは、狭窄、瘻孔、膿瘍などの合併症のため、手術の前に、絶食、中心静脈栄養などの治療が行われることが多く、全体の入院期間は内科での入院期間を足すとかなりの期間となります。クローン病の患者さんの術後経過は、長期間の絶食のため腸の萎縮がある、複数の手術箇所があるなどのために、経過が長引くことが多く、通常の病気では2～3週間で退院となるところが、さらに1～2週間余計に必要になるようです。ストーマを造設すれば、スト

ーマケアを覚えるためにさらに1週間程度の指導期間が必要です。
（舟山裕士）

Q44 手術をするメリットとデメリットを教えてください。

手術前の疑問

A. 手術のメリットは、内科治療に比べて短期間で社会復帰できる、Quality of Life（生活の質）が改善するなどです。狭窄症状のため食事が十分に摂れなかった患者さんや、肛門病変が高度で痛み、発熱に悩まされていた患者さんにストーマを造設した場合などは、特にQuality of Lifeは向上します。

逆にデメリットとしては、手術による創痕が特に若い女性では美容上の問題となります。しかし、近年腹腔鏡手術の普及により限局した腸病変には腹腔鏡手術が広く行われるようになり、5cm程度の傷で手術が可能です。

また、再発を繰り返し何回も手術を行うことによって腸が短くなり、**短腸症候群**となってしまうことがあります。短腸症候群では通常の栄養摂取では十分吸収されないため、経腸栄養や中心静脈栄養を在宅で継続的に行う必要があります。

短腸症候群　小腸を大量に切除することにより、または広範囲の小腸病変により、小腸からの消化、吸収が十分行われなくなり、栄養維持が難しくなる状態。

現在、外科治療は非常に安全であり、待期手術では手術死亡はほとんどありませんし、腸穿孔、腹膜炎、膿瘍などでよほど手遅れにならない限り、緊急手術でも死亡することはないでしょう。
（舟山裕士）

Q45 どのような手術を行うのですか？

術式

A. クローン病では狭窄部や瘻孔部などの病変部は切除するのが一般的です。しかし、アフタ性潰瘍などの微少な病変は残しても再発などにはほとんど影響はなく、合併症を引き起こすこともありません。クローン病での手術は、できるだけ小腸を温存し、主病変のみを取り除く小範囲切除が一般的です。また、内視鏡が到達しうる短い狭窄では、手術を行わずにバルーン拡張術を行うこともあります（図3）。これは内視鏡の先端から出した細長い風船のようなカテーテルで、狭窄部を水圧で押し広げるものです。もちろん、この処置は手

図3　バルーン拡張術

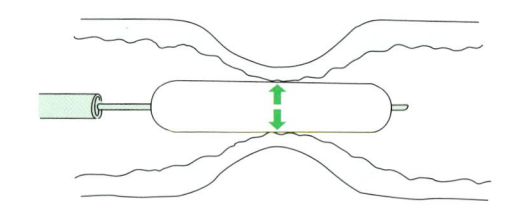

慣れた経験の豊富な施設で行うもので、瘻孔やカテーテルが挿入できない屈曲した狭窄では安全のため行うことはできません。

　クローン病では狭窄がもっとも頻度の高い合併症で再発率も高いことから、腸を切除せずに拡張するだけの狭窄形成術（図4）が広く行われています。切除した場合と比べてほとんど遜色のない再発率が得られています。ただし、長い狭窄や多発性の狭窄あるいは瘻孔や膿瘍をともなう病変では狭窄形成術は使えず、切除せざるを得ません。

　クローン病の外科治療においてストーマ造設術は、時には非常に有効な場合があります。最も多いのは重症な肛門病変をともない日常生活に多大な支障をきたしている場合です。肛門病変の場合、**ストーマ**を造設すると肛門の痛み、膿汁の排出、発熱は劇的に軽減し、Quality of Lifeが改善します。しかし、ストーマ造設のみでは改善の見込みがない場合や、がんの疑いのある場合には、直腸切断術を行うこともあります。また、膿瘍や複雑な瘻孔を合併した場合で、しかもこれを一度に切除することが困難な場合には、一時的にストーマを造設することにより病変の改善を待って、後日、改めて手術を行うこともあります。

　病変部を切除せずにその前後の腸同士をつなぐことによって、症状の改善を図るためにバイパス手術を行うこともあります。クローン病では膿瘍や瘻孔の場合、バイパス手術を行っても再手術やがんの発生のリスクがあるため、あまり行われることはありませんが、ストーマ造設術と同様に一時的な症状の改善効果をねらってバイパス手術を選択することがあ

ストーマ　人工肛門のこと。腸の一部を腹部の切開口より引き出し腸の粘膜と皮膚を縫いつけて便、腸液を体外に排出させるもの。便を受け止めるために、ストーマ用装具を皮膚に装着してストーマ袋に便をためるようにし、一日数回、袋より便を排出させるようにする。

図4　狭窄形成術

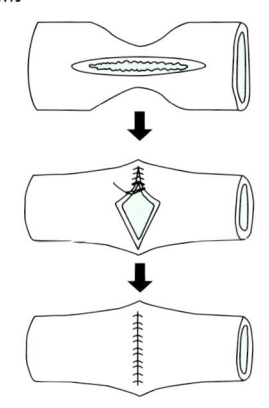

ります。

　クローン病は元来良性疾患であるため、腹腔鏡手術がよいとされてきました。腹腔鏡手術の利点は、創が小さく目立ちにくいこと、術後の痛みが軽いこと、早く退院が可能となることです。ただし、炎症が高度で周囲の他臓器への影響が予想される場合や、広範な大腸切除が必要な場合、再手術で癒着が予想される場合には、開腹手術を行うことが一般的です。

（舟山裕士）

Q46　手術直後ですが、下痢が続いて不安です。

術後の不安

A.　手術直後は、まだ食事も安定せず便を形づくる食物繊維の量もまだ少ないはずです。さらに抗生物質の使用により通常の腸内細菌の状態にはまだ戻っていません。大腸を切除した場合は水分の吸収が不足することから便はゆるくなり、小腸の切除でも同じことが言えます。特に、回腸末端部は胆汁酸の再吸収が行われる部位ですので、切除されると胆汁酸の再吸収が不足し、脂肪の吸収が不十分となり下痢しやすい状態となります。また、術後は一時的な乳糖不耐症となることが多く、乳製品はある時期控えたほうがよいでしょう。摂取する食物中の繊維量が増えて、小腸大腸の適応が進めば、ある程度は下痢は改善するはずですし、整腸剤や下痢止めも有効です。

（舟山裕士）

CD 治療

手術

術後の不安

Q47　術後は痛いのですか？

A. 手術後の傷の痛みは、以前に比べればずっと軽くなっています。背中から硬膜外カテーテルを入れておけば、術後はここから持続的に痛み止めの薬剤を注入することができます。これにより腹部のある一定の部位の痛みを選択的に軽減することができます。また、麻薬系の薬剤（たとえばモルヒネ）を血管内に持続的に注入する治療もあります。さらに、これらの薬物が痛みをコントロールするのに不十分な場合には、患者自身がある一定量をスイッチで追加注入することのできる装置もあります。また、手術による工夫として、小切開で開腹して傷を小さくすれば、術後の痛みは軽減できますし、腹腔鏡手術が選択できれば、これも術後の痛みは少なくて済みます。

　痛みが軽減できれば、咳をしてもまた痰を出しても痛みは軽いので、呼吸器系の術後合併症は少なくできます。また、手術の次の日に立ち上がったり歩行することも可能となり、静脈血栓症の予防にもなります。　　　　　　　　（舟山裕士）

静脈血栓症　静脈内に血の塊ができ、静脈がつまった状態。エコノミークラス症候群とも呼ばれる。（Q48参照）

術後合併症

Q48　術後の合併症にはどのようなものがありますか？

A. 術後の合併症にはいろいろありますが、手術後早期に起こる危険性があるのは、手術を行った腹腔内や吻合部（腸をつないだ部分）創部からの出血です。比較的少量でゆっくりとした出血であれば、輸血をせずに自然止血するのを待つことができますが、輸血を必要とするような出血であれば再手術が必要となるでしょう。また、栄養状態の不良な場合、高齢者の場合、瘻孔、膿瘍を合併した場合、また、大量のステロイド剤を使用して免疫不全状態にある場合には、創感染を起こす危険が高くなります。特に、高齢者では呼吸器感染症（肺炎など）に注意が必要です。

　また、呼吸器疾患などで痰が多い患者や、タバコを常に吸っているような患者では痰が多いため、気管や気管支に痰が詰まることにより**無気肺**になる場合もあります。その場合には、痰を吸引したり、気管支鏡を使って除去する必要があり

無気肺　気管支が閉塞したり圧迫されることで、肺全体または一部に空気が入らなくなる状態。

ます。また、心臓の機能が十分でない患者では心不全、肺水腫などを起こすことがあります。

　また、最近問題となっている合併症として、静脈血栓症があります。俗に"エコノミークラス症候群"と呼ばれていますが、同じ病気です。普段は歩行などで下腿の筋肉が運動することで、筋肉のポンプ作用により静脈の流れが促され血流が保たれます。しかし、手術中あるいは術後には、体動が少ないため血液の流れが滞って血栓ができやすい状態となります。血栓はできても無症状のことが多いのですが、ときには下腿が腫れたり、血栓が血管内を移動して肺に詰まってしまうこともまれにあります。肺の血管が完全に詰まってしまうと、肺塞栓症と呼び突然死の危険があります。現在、静脈血栓症を予防するために、術後できるだけ早く離床をはかり、手術中から術後にかけて下腿にマッサージを自動的に行う器械を装着するのが普通となっています。

　術後数日すると、腸蠕動が回復し排ガス、排便がありますが、クローン病で術前に長期にわたる絶食期間がある場合や複数の手術部位がある場合には、術後の腸蠕動の回復が遅れる傾向にあります。腸管運動が回復すると食事が摂れるようになりますが、この後には癒着による腸閉塞の危険があります。通常、腸閉塞には胃管を挿入して減圧をはかると数日で改善しますが、長引く場合にはイレウス管というもっと長いチューブを用いる場合もあります。このような治療を行っても改善がみられない場合には、再手術を行って癒着を解除する必要があります。癒着を予防するためには癒着防止フィルムを創部に留置することが有効とされていますが、通常それ以外の部分には留置しませんので予防効果には限界があります。癒着防止フィルムは術後7日～2週間のうちに吸収されます。

〔舟山裕士〕

Q49　手術をすれば完治するのでしょうか？　手術をしても治療の継続は必要なのですか？

術後管理

A.　残念ながらクローン病の術後再発率は、術後5年で約30

～40％、術後10年で60～70％と高率です。クローン病は基本的には消化管のどの箇所にも病変を形成する特徴がありますので、術後何年たっても再発の可能性はなくならないものと考えるべきです。したがって、術後も再発までの期間を延ばす寛解維持療法が必要となります。寛解維持療法には、5-ASA、免疫調整剤、成分栄養剤、レミケード®、ヒュミラ®などの薬が用いられます。寛解維持療法は、継続性、副作用などを考えて主治医と相談して決めましょう。　（舟山裕士）

再手術　Q50　再手術の可能性はありますか？

A. Q49参照。

再手術　Q51　手術を繰り返しても大丈夫ですか？

A. 小腸に病変がある場合、初回手術では、個人差はありますが、平均して約30cmの小腸が切除されています。再発—再手術を繰り返すことによって、残る小腸は短くなります。クローン病での外科治療での大きな問題は、術後の短腸症候群です。クローン病では、小腸の消化吸収機能は正常人よりも低いため、どの程度の残存小腸で短腸症候群となるかは予測はできませんが、通常、残存小腸が2mを切る程度になると、短腸症候群の危険が高まると考えられます。短腸症候群では消化吸収機能がさらに低下しますので、栄養補給に小腸から吸収しやすい成分栄養剤を用いますが、下痢が高度になる場合は、在宅中心静脈栄養を考慮する必要があります。

（舟山裕士）

術後の生活　Q52　術後の生活はどうなるのでしょうか？　退院直後の生活で注意することはどんなことですか？

A. 手術をすると通常、狭窄や瘻孔などの合併症が取り除かれるため、通常の食事が摂取できるようになります。しかし、回腸末端部（回盲部の約30cm程度の小腸）を切除すると胆汁酸の再吸収が障害され、脂肪吸収の能力が低下します。その場合、多量の脂肪を摂取すると下痢を引き起こし、不快な

症状や栄養不良の原因になるので注意が必要です。食事からのエネルギー摂取は、炭水化物を中心にして脂肪やタンパク質は控えめにしたほうがよいでしょう。もちろん、微量元素やビタミン、鉄分やミネラル類の摂取は必要ですので、バランスのとれた食事を心がけるべきです。　　　（舟山裕士）

3-4 人工肛門

Q53　人工肛門とはどのようなものですか？

A. 人工肛門とは、「手術によって腹部に造られた新しい排泄口」のことで、ストーマという名称がよく使われます（以下、ストーマと呼びます）。梅干とかプチトマトのようだと表現する患者さんが多いです。ストーマから便が出ますが、肛門のような括約筋がないために、自分の意思で便意をコントロールすることはできません。したがって、便を受け取る袋が必要になります。これが装具と呼ばれるものです。当然、装具をストーマ周囲に貼り付けるわけですが、この貼り付ける装置にも多くの種類があり、ストーマと周囲の皮膚の状態にあわせて選択します。ストーマの種類は表10に示したように、ストーマの使用期間による分類、造設臓器による分類、ストーマの孔の数などによって分けられます。

　クローン病の患者さんの場合、小腸ストーマは大腸をほとんど切除してしまった患者さんや、手術後の縫合不全で一時

表10　消化管ストーマの分類

期間による分類	永久的ストーマ	
	一時的ストーマ	
造設臓器による分類	小腸ストーマ	
	結腸（大腸）ストーマ	
ストーマ孔の数による分類	単孔式ストーマ	
	双孔式ストーマ	ループ式
		二連銃式
		完全分離型

どうしてる？＋こうしてる！

自分は趣味でサーフィンをしています。ストーマを付ける時も、サーフィンができるかどうかを先生に相談して大丈夫ということなので決断しました。自分が優先したいこと・譲りたくないことは何なのかが分かっていると、治療の判断の基準にもなります。[H.T.]

的にストーマ造設が必要なときに造られます。結腸ストーマは主としてS状結腸または下行結腸に造られ、その原因は直腸肛門病変の悪化のためが多いと思われます。小腸ストーマは小腸病変を何度か切除した後に造られることも多く、一般的に結腸ストーマよりも排泄量が多く、排泄物が水様に近いのが特徴です。そのため、小腸ストーマのほうが、管理に工夫を要することが多いようです。　　　　　　　　　（池内浩基）

Q54 人工肛門は一生ですか？

A. クローン病で直腸肛門病変が悪化したり、直腸がんを合併して、直腸切断術（直腸を取ってしまう手術）を行った場合は永久的なストーマとなります。

一時的なストーマを造設する理由には、①直腸肛門病変が悪化した場合、②病変部の腸管切除後、腸管吻合を行う予定であったが、腸管の状態が不良で吻合できなかった、または吻合は行ったが、**縫合不全**を生じる可能性が高いため、吻合部の口側にストーマを造設した場合、③術後縫合不全を生じたためにストーマを造設した場合などが考えられます。

表11に当科（兵庫医科大学病院第二外科）で今までに手術を行ったクローン病患者さんでストーマ造設術を行った114人（手術症例全体の20.2％）の長期経過を示しました。一時的ストーマ造設術を行った患者さんのうち、ストーマ閉鎖術

> **縫合不全**　病変部位の腸管を切除した場合、その口側の腸管と肛門側の腸管をつなぐが、その縫い合わせた腸管がうまく付かずに腸管内容が腹腔内に漏れ出ること。その結果、腹膜炎を起こすこともある。

表11　ストーマ造設患者（114/564＝20.2％）の経過

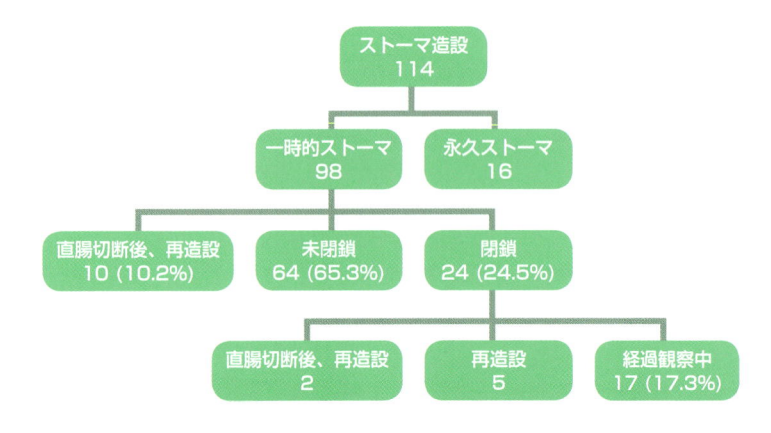

```
                    ストーマ造設
                        114
                    ┌────┴────┐
                一時的ストーマ   永久ストーマ
                    98              16
        ┌───────────┼───────────┐
    直腸切断後、再造設    未閉鎖        閉鎖
    10（10.2％）     64（65.3％）   24（24.5％）
                            ┌────────┼────────┐
                        直腸切断後、再造設  再造設   経過観察中
                            2           5     17（17.3％）
```

表12　一時的ストーマ造設理由からみた長期予後

	直腸切断 (n=12)	未閉鎖 or 再造設 (n=69)	閉鎖後経過観察中 (n=17)
直腸肛門病変の悪化 (n=70)	9	59	2 (2.9%)
腸管の状態不良 (n=20)	3	7	10 (50%)
縫合不全 (n=7)		3	4 (57.1%)
その他 (n=1)			1

を行ったのが24人（24.5％）。このうち7人は病変が悪化したため、閉鎖後、直腸切断術やストーマ再造設術を行っており、閉鎖後2年以上ストーマなしで生活できた患者さんは17人（17.3％）でした。

　さらにストーマを造設した理由別のストーマ閉鎖率を見ると（表12）、直腸肛門病変が悪化したためにストーマ造設術を行った患者さんでは、閉鎖術を行って一定期間通常の生活を送ることができたのはわずか2.9％でした。

　これらの結果から判断すると、今までの治療では、直腸肛門病変が悪化したためにストーマを造設した患者さんは、ほぼ永久的なストーマであったと言えます。現在、永久的なストーマを回避するために、肛門病変の外科的治療後に早期からレミケード®を投与する治療法が行われるようになってきています。短期間の経過は良好のようですが、長期間の経過はまだ明らかにされていません。　　　　　　（池内浩基）

Q55　人工肛門のケアや注意点を教えてください。

A.　ストーマ造設後の合併症は、術後早期の合併症と晩期の合併症（退院後生じた合併症）に分けられます。早期合併症は入院中に生じるため、担当の医師やストーマ認定看護師と相談しながら対処が可能です。晩期合併症はすぐに治療が必要な合併症か、それとも次回のストーマ外来まで経過観察可能な合併症なのかの判断が重要になります。主なストーマ関連性の合併症とその対処方法を表13に示しました。（池内浩基）

> **どうしてる？＋こうしてる！**
> ストーマを付ける直前は夜もトイレに起きることが多かったのですが、付けたことで熟睡できるようになり、ずいぶん楽になりました。[H.T.]

表13 ストーマ関連性の合併症

●早期合併症

障害部位	種類	原因と症状	対処・治療
ストーマ	壊死	原因：ストーマの血流障害。症状：ストーマの色が暗赤色さらに黒色に変わってくる。	外科的治療が必要なこと（再造設術）もあるので、変色に気がついたら担当医や看護師に相談する。多くは術後1～2日目の合併症なので、担当医や看護師が異常を発見することが多い。
	出血	ストーマ造設時の不十分な止血	圧迫して止血が困難な場合は、縫合止血が必要な時がある。
		装具がストーマに当たっていたためや、ストーマケア時に擦れた時に生じる。	多くは圧迫のみで止血が可能。装具が原因の場合は装具が当たらないように工夫が必要。
	浮腫（腫れ）	術後、通常みられる症状。	術後経過とともに腫れはとれ、ストーマは小さくなる。
	ストーマと皮膚の縫合部の離開	縫合していた部位が離れて排泄物が隙間に入りこむようになる。	担当医、認定看護師と相談しながら治療が必要。
ストーマ周囲の皮膚	接触性皮膚炎	排泄物が常時皮膚に接触したため。	排泄物が皮膚に付かないように、パウダーやペーストを使用する。
		装具のアレルギー反応。	アレルギーを起こさない装具に交換することが必要。

●晩期合併症

障害部位	種類	原因と症状	対処・治療
ストーマ	腸管の脱出	数cm～10cm位ストーマが脱出する。	慌てずにまず上向きに寝て、腸管が腹腔内に戻るように押さえる。入らない時は血流障害を生じる可能性があるので、病院に連絡する。
	狭窄	ストーマの口側のクローン病の再燃の可能性が高い。	ストーマから便が出にくくなった時は担当医に相談する。
	瘻孔形成	ストーマの口側のクローン病の再燃の可能性が高い。	ストーマ周囲に瘻孔ができた時は担当医に相談する。
ストーマ周囲の皮膚	粘膜移植	ストーマの周囲数mm大の盛り上がりができる。ストーマ作成時の運針が原因であることが多い。	これが原因で漏れやすいときは治療が必要なので、担当医または認定看護師に相談する。
	真菌感染	いわゆる水虫による感染である。	抗菌剤の投与が必要。皮膚科医に相談することもある。
	静脈瘤	ストーマ周囲に血管の盛り上がりができ、しばしば出血する。	出血時は圧迫止血をするが、止血困難なときはただちに病院に連絡する。

装具　**Q56** 装具にはどのような種類があるのでしょうか？選び方や捨て方も教えてください。

A. ストーマ装具は、装具を周囲の皮膚に粘着させる平板

図5　一般的な二品系装具（面板、袋、排出口閉鎖具）

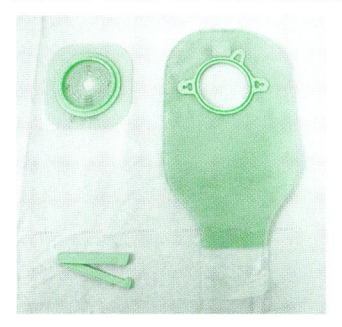

（面板）と排泄物を収集する袋（ストーマ袋）に分けられます。面板と袋が一体となった単品系装具と面板と袋が分かれている二品系装具の2種類があります。面板、袋ともに多くの種類があるため、担当医、担当看護師と相談し、自分に最も合った装具を選択することが必要です。

　装具の選択にあたって最低限満足しなければならない条件としては、①排泄物の漏れを起こさず一定期間安心した装着が得られること、②皮膚のかぶれを起こさないこと、③臭いが漏れないことです。術後用の装具は定期的にストーマの性状や創の状態を観察する必要性から、吸水性は優れているが、粘着性はあまり強くないカラヤ系と呼ばれる皮膚保護剤を用いることが多いです。ただ、術直後の装具選びに関しては、看護師が選択することが多いので詳細は省略し、ここでは社会復帰用の装具の選択について説明します。一般的な社会復帰用の二品系装具を図5に示しました。

1. 面板の選択基準

(1) 皮膚の過敏性からみた選択

　保護剤の成分が原因で接触性皮膚炎を生じることがあり、使用前には数種類の保護剤を用いてパッチテストを行うことが望ましいといわれています。使用当初は問題がなくても、長期間使用しているうちに皮膚の色調変化を生じる保護剤もあり、その場合は保護剤（面板）を変更します。

> **どうしてる？こうしてる！**
> 装具が合わなかったら、私はすぐにストーマ外来に行っていました。装具も試してみなくては分からないと思いますし、困ったらストーマケアの専門家に相談するのが一番だと思います。[K.I.]

図6 凸面型の装具とプレカットの装具

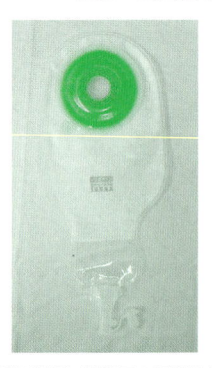

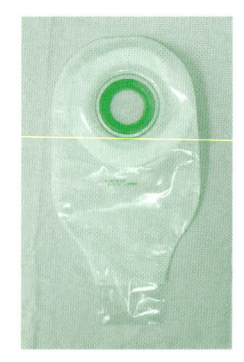

凸面型の装具、排泄口の閉鎖栓付き　　　プレカットの装具

(2) 排泄物の性状からみた選択

　クローン病の患者さんの場合、小腸ストーマだけでなく大腸ストーマでも、排泄量が通常の患者さんよりも多く、水様であるため、耐久性の優れた保護剤を選択します。また面板だけでなく、面板とストーマの隙間の皮膚保護も重要で、ペーストやパウダーを用いて皮膚保護に努めることが大切です。

(3) ストーマの状態からみた選択

　ストーマに皮膚からある程度の高さがあれば、管理に難渋することはありませんが、平坦なストーマや陥没ストーマ、また、強度の肥満の患者さんのストーマ管理は困難なことが少なくありません。このようなストーマに対しては、粘着面が凸型の装具を用いたり（図6）、ベルトを装着させたりします。ただし、凸面装具を使うと、皮膚を圧迫して軽い循環障害を起こし、皮膚が変色したりすることがあるので、使用開始時には頻回の観察が必要です。問題のないストーマで、大きさの変化もなければ、面板の穴がすでに決まった大きさにカットされており、装着するだけでよいプレカットといわれる装具を用いることもできます（図6）。

2. ストーマ袋の種類と選択

　クローン病の患者さんの場合、一日数回以上の排便処理が必要ですから、捨てるための口がついている開放型の袋を通

常使用します。かなり口側のストーマの場合は一日2000ml以上の排泄があり、とくに夜間では排便処理が大変ですから、もっと大きな袋とチューブでつなぐことができるような、コネクターの付いた袋もあります。

3. 装具の捨て方

使用済みの装具の捨て方は地方自治体によって違うようですので、あらかじめ地方自治体の福祉課に相談するとよいでしょう。
（池内浩基）

Q57 人工肛門の装具を買うのに、何か補助や社会的な保障制度はありますか？

社会保障

A. 人工肛門の装具は健康保険が適用されず全額自己負担になってしまうため、その購入費を助成する社会保障制度がいくつかあります。すべて自己申告制です。希望される方は忘れずに手続きしてください。

(1) **身体障害者手帳を利用した購入費助成（購入前の手続き）**

永久的な人工肛門を造設された場合、「直腸・膀胱機能障害」の分野で身体障害者手帳を申請することができ、その手帳に基づいたさまざまな社会福祉サービスが利用できます。

装具の購入に関しては「人工肛門の装具代の助成」という制度があり、装具を購入する前に福祉事務所または市町村の障害福祉課で所定の手続きをすると、購入時の自己負担が1割に助成されます。

ただし、助成には自治体ごとに1カ月あたりの上限額が設定されています。高額な装具あるいは頻回な装具交換等を必要とされ、上限額を超えてしまう方の場合、その超えた部分の支払いは全額自己負担となります。

(2) **自治体独自の購入費助成（購入前の手続き）**

一時的な人工肛門等で身体障害者手帳に該当しない場合でも、自治体によっては、上記(1)と同等の助成を行っているところもあります。市区町村の障害福祉課に確認してみてください。

CD治療 人工肛門

(3) 医療費控除（購入後の手続き）

人工肛門の装具購入にかかった費用は、通院費や入院費、薬剤費といった費用と同じく年末の医療費控除の対象になります。

医療費控除とは、1年間に医療に関する費用が、10万円を超えたあるいは総所得の5％を超えた場合に、税務署で所定の手続きを行うと最高200万円までが課税対象から除かれる制度です。（支払った金額がそのまま戻ってくるわけではありません。）

人工肛門の装具を購入した際の領収書は、その他の医療に関する領収書とともに大切に保管し、医療費控除の申請時に利用してください。

（柿沼佳美）

人工肛門の管理

Q58 人工肛門から水のような便が大量に出て、のどが渇いたり、手足がつったりします。どうしたらよいでしょうか？

A. クローン病の小腸ストーマ造設時によくみられる症状です。残存小腸の長さが3m以上あれば、徐々に順応して、ストーマの排泄量は減少し、症状は軽快してきます。順応するまでの間は、自宅の近くのかかりつけ医で、点滴治療を受けるのがよいでしょう。手足がつるような症状はCa（カルシウム）やMg（マグネシウム）などの電解質に異常がある時によくみられます。

残存小腸が2m未満のクローン病患者さんの場合は、多くは持続的な点滴のサポートが必要になります。いわゆる**短腸症候群**といわれる病態を合併します。数カ月間、主治医またはかかりつけ医と相談しながら点滴治療を行っても、電解質異常や体重減少が続くときは短腸症候群ですから、自宅での**高カロリー輸液**の投与が必要になります。このコントロールは外来診療では困難ですから、入院して、1日あたり必要な輸液量と必要カロリーを計算してもらう必要があります。また、短腸症候群の場合、**中心静脈ルート**を確保する必要があります。われわれの施設（兵庫医科大学病院第二外科）では以

短腸症候群 残った小腸の長さが短くなったために、生活する上で必要なカロリーやミネラルを食べた物だけで補うことができなくなった状態。クローン病の場合は通常に比べて残存小腸の長さが長くても短腸症候群を生じやすく、残存小腸の長さが200cmを切ってくると頻度が高くなる。

高カロリー輸液 通常外来で静脈にしている点滴よりも、濃度の高い点滴薬のこと。1日に必要なカロリーやビタミン類、電解質などが約2000ml程度の液体の中に含まれている。

前は静注ポートといわれる装置を鎖骨の下の皮膚に埋め込んで、毎日自分でポートに針を刺す方法をとっていましたが、クローン病患者さんは、このポート感染の頻度が高く、現在ではポート挿入は行っていません。通常の中心静脈ルート用のカテーテルを3カ月に1度交換しています。

また、水様の便が大量に出ているような状態で成分栄養療法（エレンタール®）を多量に行っても排泄量が多くなるだけなので、むしろ米飯を摂るように指導しています。米飯を十分に食べることによって便の正常は泥状になってきてストーマケアも容易になってきます。　　　　　　　　（池内浩基）

> **中心静脈ルート**　通常の点滴を刺している腕の血管（静脈）を末梢ルートという。濃度の高い高カロリー輸液を末梢の静脈に点滴すると血管炎を生じて痛みが出るので、そのために確保する、心臓に近い太い血管のルートのこと。

Q59　どのような食事をしたらよいでしょうか？

食事

A.　ストーマの位置や、残存小腸の長さ、残存病変の有無等により、消化吸収能や排泄量は個人差がありますので、詳しい食事内容については主治医や栄養士にご相談下さい。

⑴ 水分と電解質

オストメイトの中には、水分の吸収が不十分で水様便が多量に排泄される場合があります。その上、排泄量を減らすために水分摂取を控えてしまうことがよくみられます。このような状態が長く続くと脱水症が心配になります。のどが渇く、唇の乾燥、目がくぼむ、疲労感が強くなる、気力がなくなる、体力の消耗、体重減少、尿量の減少、尿の色が濃くなるなどが脱水の症状です。またNa（ナトリウム）、K（カリウム）、P（リン）、Mg（マグネシウム）といった電解質の不足にも注意が必要です。主な欠乏症状については表14を参照して下さい。

> **オストメイト**　人工肛門をもった患者さんのこと。

表14　不足しやすい電解質と欠乏症状および多く含まれる食品

電解質	欠乏症状	多く含まれる食品
Na（ナトリウム）	倦怠、食欲不振、のどが渇く、塩気を欲しがる、筋力低下など	塩鮭、たらこ、梅干、味噌汁、昆布茶、スープ類など
K（カリウム）	脱力、筋力低下、筋肉痛、しびれ、けいれん、不整脈、頻脈、消化管運動の低下、イレウスなど	芋類、バナナ、きな粉、野菜ジュース、果汁など
P（リン）	倦怠、疲れやすい、食欲不振、集中力低下、筋力低下など	骨ごと食べる魚、小魚、高野豆腐、玄米など
Mg（マグネシウム）	疲労感、食欲不振、吐き気、嘔吐、動悸、不整脈、手足の震えなど	きな粉、豆腐、納豆、バナナ、ナッツ類、玄米など

表15 体重60kgの1日の水分平衡

水分摂取（ml）		水分排出（ml）	
飲水	1,200	尿	1,500
食事	1,000	不感蒸泄（皮膚呼吸、呼吸などから失われる水分）	900
代謝水	300	糞便	100
計	2,500	計	2,500

　オストメイトの方は、便の排泄量や性状はよく観察されていますが、尿量はあまり気にされていないようです。尿からは体の老廃物が排泄されますが、尿量が少ないと老廃物を排出しにくくなり、腎臓に負担がかかります。また尿中ナトリウムが減少して尿が酸性に傾き、腎結石や尿路結石ができやすくなります。

　そのため尿量を1日に最低700～800mlは確保できるよう、十分な水分摂取が必要です（1日の水分平衡については表15参照）。また、食事量が減少したとき、運動や発熱で汗をかいたときにもいつもより水分を補給するよう心がけましょう。

⑵ **水分と電解質の摂り方について**

　水分摂取は、水、お茶だけでなく、塩分と糖分、カリウムの補給が大切です。スポーツドリンク、味噌汁、野菜スープ、野菜ジュース、昆布茶、刺激の少ない果汁などがよいでしょう。

　のどが渇いたと感じたら、少量ずつこまめに飲むことが大切です。冷たすぎるもの、熱すぎるものは腸管の蠕動運動を亢進させるので控えましょう。また普段からNa（ナトリウム）、K（カリウム）の多い食事を心がけ、腎疾患や心疾患などの合併症がなければ、減塩食にする必要はありません。

　ストーマからの排泄量が多いときには、**経口補水飲料**が有効です。医薬品では、ソリタ®-T顆粒、市販品ではOS-1、アクアソリタ、アクアライト®などがお勧めです。

経口補水飲料　水と電解質を多量に、速やかに補給しなければならないときに、口から飲む飲料のこと。市販のスポーツドリンクよりも多量に電解質を含んでいる。

⑶ **便性**

　水様便が多量に排泄されるときには、水溶性食物繊維を摂

表16　フードブロッケージ（食物が腸管に詰まる、腸閉塞）になりやすい食事

●非水溶性食物繊維の多い食品	
芋類	こんにゃく、しらたき、皮付きの芋類など
豆類	皮付きの豆類、おからなど
種実類	アーモンド、ピーナッツなど
野菜類	いんげん、オクラ、かんぴょう、小松菜、ごぼう、セロリ、とうもろこし、にら、にんにくの芽、ほうれん草、れんこん、切干大根、たくあん、野沢菜、もやしなど
山菜類	たけのこ、メンマ、ぜんまい、わらびなど
果実類	干した果物、かんきつ類の皮、さくらんぼなど
きのこ類	えのきだけ、しいたけ、しめじ、エリンギなど
海藻類	昆布、わかめ、ひじき、めかぶ、茎わかめなど

●消化の悪い食品
・いか、たこ、貝類、佃煮など
・脂の多い肉類（ロース肉、ばら肉、鶏肉の皮、ベーコンなど）、塊の肉
・天ぷら、フライなど油をたくさん使う調理法

ってみましょう。水溶性食物繊維は、りんご、バナナ、桃などに多く含まれています。その他、米飯、餅、うどん、パン、パスタ、芋類（皮をむいたじゃが芋やさつま芋）、ブラン系のシリアルなども便性を整える効果が期待できます。

　便性を整えることで、ストーマ装具を安定して装着できるようになります。また、漏れも少なくなり皮膚のトラブルも予防できます。

⑷ イレウス（腸閉塞）を防ぐために

　腸管の狭窄や吻合部の狭窄、また癒着が疑われる場合には、非水溶性食物繊維の多い食品、消化の悪いたんぱく質の食品の摂取を控えましょう（表16参照）。

　一度にたくさん食べると通過障害を起こすことがあるので、1回の食事量を減らして回数を増やすのも良い方法です。

⑸ ガス

　ガスの発生原因はいろいろ考えられますが、腸内細菌叢を改善すると少なくなり、腹部膨満も改善することがあります。乳酸菌飲料やヨーグルト、整腸剤、ガスを吸着する薬などを試してみてください。

> **どうしてる？＋こうしてる！**
> ストーマを付けてから脱水しやすくなったので、常に水分を摂るようにペットボトル飲料を持ち歩いています。[H.T.]

(6) **便臭**

便臭は栄養素（特にたんぱく質）が腸内細菌や腸内酵素によって分解され、その一部が有害で悪臭の強い分解物に変化したものです。その他にんにく、にら、ねぎなどの有臭食品や肉類、乳製品（特にチーズなど）の高たんぱく質、高脂肪食品も悪臭の原因となります。便臭が気になるときはこれらの食品を控えましょう。また腸内細菌叢を整えると便臭も軽減されるので、乳酸菌飲料、ヨーグルトや、便臭を抑えるとされる市販のシャンピニオンエキスなどを試してみることをお勧めします。　　　　　　　　　　　　　　　　（斎藤恵子）

Q60　お風呂に入ることはできますか？

A.「ストーマがあるから浴槽に入れない」と思われるかもしれませんが、ストーマでも入浴を制限する必要はありません。ストーマ装具を付けたまま入浴できますし、シャワーを使うこともできます。ストーマから水が入ることもありませんし、お湯に浸かっても装具がはがれてしまうこともありません。ただ、入浴前には必ず便を捨てておいたほうがよいでしょう。入浴後は必ずストーマ装具についている水気をふきとることが大切です。

　また、自宅での入浴の場合は、装具をはずして入浴することも可能です。小腸ストーマで、便が出てしまうのではと心配な時は、食後に時間をおいて便が十分に出た後の入浴がよいでしょう。装具を交換する日は、できるだけ入浴時に装具をはずし、暖かいお湯と石鹸でストーマ周囲をきれいに洗い流しましょう。

　ガス抜きフィルター（ガスが自然に出るフィルター）が付いた装具を使用している人は、ガス抜きフィルターから水が入ってくることがあるため、フィルターにビニールテープ等を貼っておけばそれを防止することができます。（池内浩基）

Q61 学校や会社には、どのように説明したらいいでしょうか？

会社・学校への説明

A. ストーマのことだけでなく、クローン病で加療中であることを、担任の先生、会社の上司や職場の健康管理医には報告しておいたほうがよいでしょう。急激な病状の変化で、入院が必要になることがあるためです。ただ、ストーマを付けていても学業や仕事量に影響は与えません。むしろ肛門病変で苦しんでいた患者さんの場合、QOLは向上するため、ストーマを付ける前よりも活動的になれると思います。

ストーマの場合、排便時間のコントロールはできませんし、便が出るときに音がすることがあります。そのため、友人や同僚にもストーマを付けたことを早めに告げておくほうが、本人の気持ちも楽になると思います。　　　　　（池内浩基）

Q62 運動はできますか？　スイミングはどうですか？

運動

A. 体力の回復に合わせていろいろなスポーツを楽しむことができます。散歩からはじめて少しずつ運動量を増やしていきましょう。ただ、腹圧がかかるような腹筋運動などは控えておいたほうがいいでしょう。ストーマ部は筋膜と筋肉に穴を開けているため、他の部位よりも圧力に弱く、腸管が脱出してしまうこと（ストーマヘルニア）があるためです。

また、運動開始前には必ず便を捨てておきましょう。発汗が多いと面板がふやけてはがれやすくなります。このような場合は交換間隔を短くして便漏れなどのトラブルを予防しましょう。スポーツ時に限ったことではありませんが、便漏れに備えて、ストーマケア用品を1セット必ず持っておくことをお勧めします。この時、面板はストーマサイズに合わせてカットしたものを用意しておくと便利です。

また、運動をする時は、お腹の皮膚が伸びたり、ねじりが起こりやすいので、ベルトがある用品を併用すると安心です。テープで補強しておくことも有用です。

スイミングも可能です。うまく装具が隠れるような水着を選ぶとよいでしょう。長時間水に入っていると面板がふやけ

> **どうしてる？こうしてる！**
> ストーマを付けていた頃は、ゆったりした服を着るようにしていました。また、装具が肌に触れる部分がむれてかぶれやすかったので、タオルやガーゼを一枚当てて対処していました。[K.I.]

て漏れやすくなるので、長期間の入水は避けましょう。排便が確認できたら早めに捨てることを心がけ、この時、面板の状態を確認して水分をふき取っておきましょう。なお、ダイビング、深い潜水は危険です。　　　　　　　　（池内浩基）

Q63 外出するのが不安です。どのようなことに注意したらよいか、アドバイスをください。

A. 日常生活の中で、ストーマがあるために術前にできていたことができなくなるのではないかと思っている患者さんも多いようです。しかし実際は、術前と同じようにできることが多いのです。ただ、食事や服装など気をつけておいたほうがよいこともあるのでここで述べます。近距離の外出時はストーマケアの可能なトイレの場所なども把握しておくと便利です。もしもの時のために十分な準備をしておくと、外出時の自信も出てきます。

(1) 食事

クローン病の患者さんの場合、推奨されるのは和食中心のメニューです。ただ、月に数回程度は好きなものを食べる日を設けておいたほうがQOLははるかに向上します。とくに患者同士の外出であれば、食事で多少の冒険もよいでしょう。ただ、病気について知らない人との食事の場合は、便の量をできるだけ少なくさせる工夫や、便の性状ができるだけ泥状になるような工夫（ストーマの漏れを防ぐために）をしておいたほうがよいでしょう。そのためには外食時のメニューは、米飯中心を心がけてください。また、臭いやガスの多くなる食事は控えましょう。小腸のストーマで排泄量が多い場合、脱水にも注意し、いつでも飲めるようにスポーツドリンクなどを用意しておくのも重要です。

(2) 服装

ストーマ袋には透明のものと、肌色のものがあります。夏など薄着の場合は、肌色の袋を用いたほうが目立ちません。また、ストーマを圧迫しない服装であれば今までの服装で問題ありませんが、圧迫するようであれば、今までよりもやや

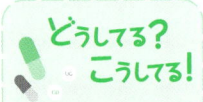

どうしてる？こうしてる！

外出のときは、必ず交換用の装具を持ち歩いています。まだ外出先では一回も予備を使ったことはありませんが、持っていると安心です。[O.K.]

大きめのものを購入しましょう。ズボンのウエストの部位がストーマにあたる時はサスペンダーを用いるとよいでしょう。また、袋の中央部を下着などで挟みこまないようにある程度ゆとりのある服装・下着を選びましょう。　　　（池内浩基）

Q64　旅行や温泉に入ることは可能ですか？

A. 遠出や海外旅行は無理と考えている患者さんもいるかもしれませんが、これも準備さえ十分にしておけば何の問題もありません。ここでは全体的なアドバイスと、交通機関や場所別のアドバイスをしておきます。

　まず、いつも使っているケア用品は1つにまとめて、いつでも交換できるように用意しておきましょう。ただ、持ち歩くわけですから、ガーゼの量やスキンケア用品は携帯用の容器に小分けしておいたほうが持ち運びには便利です。スーパーの手持ちの付いたナイロン袋は、トイレのフックにかけるのにも便利で使い勝手がよいので、少し多めに持って行ってください。また、装具は熱い場所に置いておくと面板が溶けてしまうため、涼しい場所に保管してください。

　車での遠出の場合、最近は**オストメイト用のトイレ**が設置されているサービスエリアが多いので、旅行前に確認しておくと便利です。シートベルトはストーマを圧迫するため、ストーマに当たらない位置に来るように調節しておきましょう。ストーマに直接当たらないように、シートベルトにタオルを巻いておく方法もあります。

　飛行機での移動の場合、気圧の変化で袋が膨らむことがあるため、搭乗前に必ずガス抜きし、便を排出してください。もしものために、機内持ち込み用のかばんの中に交換用の1セットは用意しておいてください。

　温泉に入る場合は、入浴時のケア（Q60参照）と大きく変わりはありませんが、公衆浴場ですから、いくつか注意することがあります。まず、袋は入浴用の小さな閉鎖型で目立たないように肌色のものを選んでください。硫黄や酸度の高いお湯では袋の色が変色する場合もあります。洗い場では右に

> 旅行

> オストメイト用のトイレ
> 以下のホームページより、オストメイト対応トイレの場所などを検索できます。
> ＰＣ　http://www.ostomate.jp/
> 携帯　http://m.ostomate.jp/

ストーマがある場合は右端で、反対の場合は左端を使用し、移動する際はタオルで腹部を隠すようにすれば、とくに問題はありません。どうしても気になる場合は家族風呂などを利用するのもよい方法です。　　　　　　　　　　　（池内浩基）

妊娠・出産

Q65　人工肛門になった場合、性生活や出産への影響はありますか？

A. ストーマを造設したことにより、精神的なダメージが大きく、性生活をする気になれないという患者さんもいるかもしれません。しかし、クローン病でストーマ造設術を行った患者さんの最も多い原因は直腸肛門病変の悪化です。直腸肛門病変の悪化により、疼痛や肛門病変のケアのために十分な睡眠もとれなかった患者さんにとっては、疼痛と厄介なスキンケアから開放されてQOLがかなり向上し、精神的にも安定してくる患者さんのほうが多いのが現状です。

　また、女性の患者さんの場合、直腸膣瘻を合併している患者さんも多くみられます。ストーマ造設により、膣から便が漏れるような症状が軽快し、むしろ性生活が可能になる患者さんもいます。配偶者に受け入れてもらえるか、悩むこともあるかもしれませんが、時間をかけてお互いに話し合い、ストーマへの理解を得るようにしましょう。

　妊娠経過中に腹部の状態が刻々と変化し、ストーマケアが難しくなる場合があります。このような時は早めにストーマ外来を受診し、ストーマの管理について認定看護師と定期的に相談してください。

　出産に関しては、高度の肛門病変を合併している場合、帝王切開が必要になります。クローン病の患者さんの場合は、妊娠前に受けた数回の消化管の手術による癒着が強度で、帝王切開時に産婦人科の医師から外科に応援依頼があることもあります。可能であれば、今までクローン病の手術を受けた病院での出産が望ましいと思います。　　　（池内浩基）

> **どうしてる？＋こうしてる！**
> 女性オストメイトが、恋愛、結婚、妊娠、出産や日常生活の悩みなどを相談できる場として、ブーケ（若い女性オストメイトの会）という組織があり、会報の発行や座談会などの活動をしています。同じ立場の人と話すことで気持ちが楽になることもあると思います。ブーケ http://www.kisweb.ne.jp/personal/bouquet/　［Y.I.］

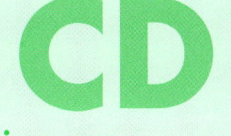

CD
Crohn's disease

4

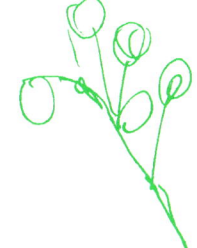

子どもや高齢者の
クローン病

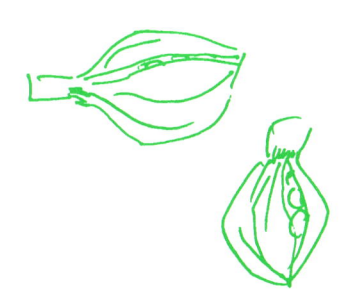

4-1 子どものクローン病

子どもの発症

Q66 小さい子どもでも発症することはありますか？

A. あります。クローン病を発症する年齢は10代後半から20歳代が多く、若い人の病気と言ってもよいのですが、その中でも15歳以下のお子さんの発症はわが国ではクローン病全体の10％を占めるとされています。クローン病は全体でも増加傾向にあり、この病気が広く認知され、診断も進歩しているので、今後は早期に発見される患者さんが増えると考えられます。一方、小学校入学前の6歳未満は少なく、特に1才未満の赤ちゃんの発症は非常にまれで、その実態も明らかではありません。細い小児用の内視鏡やカプセル内視鏡の開発などにより、今後さまざまなことが分かってくると思います。

(鍵本聖一)

子どもの特徴

Q67 子どもの場合には、大人のクローン病と何か違う特徴があるのでしょうか？ また、特に注意しなければならないことはありますか？

A. 乳児期のクローン病は患者さんの数も少なく、はっきりとしていませんが、もう一つの炎症性腸疾患である潰瘍性大腸炎の特徴を併せ持っていたり、クローン病とはっきりとした診断がつけにくく、通常の治療が効きにくいことが多いようです。病変の広がりは直腸、Ｓ状結腸、小腸の一部などが多く、発熱、腹痛、慢性の下痢、血便、成長障害などが主な症状になります。メサラジン（ペンタサ®などの5-ASA製剤）やステロイド、あるいはレミケード®などの効き目が悪く、手術を必要とすることもあります。この手術は病変部を切除しなくても、人工肛門を置いて病変部を便が通過することを防止するだけで病状が改善することもあります。

思春期より前、つまり男の子では声変わりが、女の子では胸が膨らみ体型が丸みを帯びてくる前の10才前後で発症すると、身長が伸びないことが大きな問題になります。これは友

達に比べて背の伸びが悪く、洋服のサイズが小さめで、後で振り返ってみればその始まりがわかることも多いのです。それまでの成長の記録を集めて、一般的な成長のカーブと比較していくことは非常に重要です。診療の際には身長、体重を定期的に（少なくとも年2回程度）計測していくのがよいでしょう。

このほか、小児期は食習慣を確立し、友達や周囲との関係の中で社会性を獲得し、学業と体力を養う時期でもありますし、多くの疾病管理の実際は両親、とりわけわが国では母親が負うことになり、その重圧がかかるというのも成人と大きく異なる点です。家庭生活、通学、クラブ活動、進学などはそれ自体が負担にもなり、しかし、大切な人生のチャンスでもあります。これらをどのように反映させるかがこの時期の患者さんの治療上の課題です。　　　　　（鍵本聖一）

Q68　子どもの場合の治療法を教えてください。

A. クローン病は基本的に治癒（つまり病気が治ること）が難しいため、うまく付き合っていくように治療方針を立てていかなくてはなりません。クローン病の治療は特に成人と異なることはありませんが、子どもではより成長障害に気をつけることが重視されます。急性期には心と体の安静を図り、クローン病の勢いを抑え、ステロイド剤の使用を極力控えること、十分な栄養を摂ることが治療の基本方針になります。そのうえで、家庭、学校などでの生活を体も気持ちも満足して送れるようにすることを目標にします。

従来、子どものクローン病の治療は栄養療法を中心とし、これにペンタサ®やサラゾピリン®などを併用し、極力ステロイドの量を抑えて、その使用は限定的にするというものでした。特にわが国では、栄養療法の安全性と有効性が認められて広く行われていましたし、今後も大切な治療の武器になることは間違いありません。しかし、実際には完全にこれを行うことが難しく、味やにおい、飽きのために、十分量（たとえば1日900ml）の栄養剤を毎日飲むことが子どもたちにとっ

て苦痛になっています。効果の優れた栄養療法ですが、これを中止すると病気が再燃することが多いので、続けていく工夫が大切です。フレーバーを用いたり、ゼリー仕立てにするなど形態を工夫し、栄養療法が安全、かつ効果が高く、頑張ればその見返りが大きいことを繰り返し説得し、その動機付けを行う必要があります。胃の中に鼻から管を入れ、これを通して注入する方法もあります。慣れると寝ているうちに栄養を入れられるので、こちらのほうが楽だというお子さんもいます。実際に栄養療法を頑張ったお子さんでは、食事以外の生活はほぼ正常に送れ、クラブ活動、進学、就職など自分の目標を達成している人も多いのです。

　栄養療法がうまくいかない場合、小児ではプレドニン®を中心とするステロイド療法が次の選択肢です。これまでの研究から、成長障害はクローン病の勢いが強いためであることが多く、ステロイドの副作用によるものは少ないことが判明しています。病気の勢いを抑えるためにステロイドを短期間使用することに大きな問題はなく、むしろ十分量をしっかりと使用することが必要です。ステロイド自体の成長障害はプレドニン®で体重1kgあたりおおむね0.25mg以上で現れることが多く、総量が増えると成長障害のほか、眼、骨、代謝（糖尿病）などの深刻な合併症の危険が高くなります。小児では特に、長期の服用を避けなければなりません。ところが、半数以上の患者さんでは残念ながら、ステロイドを減らしたり中止すると病気が悪化するため、どうしてもステロイドを切ることができないのが実態でした。これに対し、アザチオプリンや6-MPというような免疫調整剤をうまく使うことで、かなりのステロイド依存が治療できるともいわれていますが、わが国では今後調査されて安全性と有効性が確立されるにしたがって広がってくると思われます。

　現在のところ、従来の治療法でうまくいかないお子さんがレミケード®治療の対象となっていますが、1回の注射でも効果があり、明らかに病状は改善します。しかし、その後長期にわたりステロイドを使用せずに安定した状態を保つために

は、半数以上で約2カ月ごとにレミケード®の定期的な注射を続けることが必要であり、なかには2カ月ごとの治療では再燃を抑えきれず、投与間隔を短くしたり、一回量を多くしなければならないこともわかってきました。これを補うためには、やはり栄養療法、アザチオプリンやロイケリン®などの免疫調整剤をうまく併用していくことが必要ではないかと、現在検討が進んでいます。小児で、いつまで、またはどれ位までレミケード®が使用できるのか、長期的な問題はないのかなどについてはわかっていません。今後はさらにヒトに近づけたアダリムマブやすでにリウマチで承認されているトシリズマブなどが登場してくると思われます。

　手術は、クローン病では腸の狭窄、瘻孔、膿瘍、難治、穿孔、大出血、発育障害、肛門病変などに対して行われます。手術はできるだけ腸管を温存するために小範囲切除や狭窄形成術が行われます。幼少児では人工肛門のみを開けて、病変のある腸に便が通過しないようにする手術も考慮されます。手術で寛解した患者さんでも、高率に再燃するため、再発予防のための管理は必要です。内科的な治療がうまくいかないときには、病変部の腸を切除して病気をコントロールできることもあるので、手術をしたら良くなるような病変を探ることも必要です。

（鍵本聖一）

Q69　成長障害について教えてください。

成長への影響

A.　小児では身長が伸びないのは常に病的と考えなければなりません。乳児から思春期後期まで、炎症性腸疾患では成長障害が問題になります。なかでもクローン病では、身長の伸びが特に盛んな思春期にその病悩期間が重なることが大きな問題で、成人に達した時点で身長が低い理由の多くはこの点にあります。

　クローン病で成長障害をきたす理由はいくつかありますが、まず病気そのものが慢性の炎症を主体としているために栄養

を消費し、これを修復するのにも多くの栄養を必要とするのに対し、その病気の場所が栄養を消化、吸収する腸にあって、十分な栄養が摂れない、あるいは摂ろうとすると病変が悪化するために栄養不足に陥るというものです。また、各栄養素は消化吸収低下や下痢、出血、漏出(ろうしゅつ)などにより失われます。不足する栄養素はたんぱく質、カロリー、ビタミン、ミネラルです。成長ホルモンの分泌が少なくなっているとの報告もあります。また、治療に用いられるステロイドも成長ホルモンの分泌を低下させ、成長障害を起こします。体重が減少するのも同じ理由によりますが、身長よりも短期的な変動が大きく、成長が終了した思春期後期でも栄養不足の注意信号として重視しなければなりません。

　小児の成長障害は、明らかなクローン病の診断がつくかなり前、場合によっては数年前から生じていることもあります。微熱があり、やせ型で、顔色が青白く、活気に乏しいなどの症状をともなうこともあります。クローン病の小児で体重が減少してきた場合は、病勢が悪化していると考えられます。また、これと共に、必要な栄養が摂れていないことも多いと考えられます。発熱、腹痛、下痢などの症状、CRPの上昇や血沈(けっちん)、貧血などの検査のデータを参照し、病勢が悪化していればこれを落ち着かせる治療をしっかりやること、体と心を安静にし、十分な栄養を摂ることが大事です。　（鍵本聖一）

栄養

Q70　下痢が続いていて栄養状態が心配です。食事はどのようなものを食べさせたらいいでしょうか？　また、何か食べてはいけないものはありますか？

A.　体調が悪い時にどんなものを食べさせたらいいのか、悩まれることと思います。しかし、人間の体はよくできていて本当に体調が悪い時は、脂っこいものや生ものは食べたくなくなりますし、量も多くは食べられません。ですから、体調が悪いときには、お子さんの食べたいものを作ってあげるのが望ましいと思います。食べたいものがないときは、体調の

悪いときの食事（P.166〜173）を参考に水分、塩分、カリウムなど電解質を含んだ食事を作ってあげてください。

体調が悪い状態が続くと栄養状態が悪化しますから、早めにかかりつけ医を受診し、経腸栄養剤を増量または併用されることをお勧めします。

（斎藤恵子）

Q71　学校生活で気をつけることは何でしょうか？

A. 担任、養護の先生、学年主任、教頭ないし校長先生には、病気であることと病気についての基本的な情報はお知らせしておくべきです。お子さんは学校で多くの時間を過ごし、学び、成長していくのですから、その環境をできるだけ整備しておくことが重要です。子どもにとっては、学校へ行けている、学校のことができているということが励みになり、自信になり、喜びになることで病気そのものにも大変利益があるのです。一般に、長い入院のお子さんも、学校へ行くようになるととても元気になります。先生方と力を合わせ、お子さんの学校生活への参加の機会をできるだけ与えるように、また、お子さんの自己主張の力、コミュニケーションの力、問題解決力を伸ばしていきましょう。ルールを守る最低限のしつけが学校でもきちんとやれるよう、学校と家庭の意見を調整しておきましょう。

環境整備ですが、まずはトイレのことはお願いし、授業中、手を挙げて立ち上がり、クラスメートの前で先生にトイレに行く許可を得なくても、教室を出て使用できるようにしていただくとよいと思います。できれば保健室近くのトイレを使用させてもらい、替えの下着を置かせてもらえればよいと思います。便意や腹痛は突然予告なしに襲ってきますので、このような措置により、子どもが不安を感じないようにすることが大切と考えられます。

クローン病であっても、できるだけスポーツや行事には参加しましょう。体育が病気を悪化させるという証拠はないのです。ただ、その後にすごく疲れるとか腹痛や関節痛などがひどくなるというのであれば、少しの間これを控えることは

必要でしょう。体格や体力の点で同級生並みにはできないかもしれません。運動の量や内容を調整していただくとよいでしょう。長期にステロイドを服用しているとカルシウムが減り、骨が弱くなるので骨折をしやすいと考えられますので、高いところから飛び降りたり、柔道や相撲などの接触や衝撃の多い競技は避けるようにしましょう。　　　　（鍵本聖一）

学校への説明

Q72　学校に病気をどのように説明したらいいでしょうか？

A. Q71と関連しますが、お子さんにとっては、クローン病とうまく付き合っていきながら、やはり大事な学校生活をできるだけ有意義に過ごすように配慮してあげられるとよいと思います。クローン病はまだまだ一般の社会では珍しい病気なので、先生にはよく説明して、この病気についての一般的な知識をまず持っていただき、同時にお子さん固有の問題についてよく理解していただく必要があります。親は学校とよく連絡を取り合い、先生とよい協力関係を築くことがまず大切です。特に、入退院を繰り返したり、病勢が落ち着かずに欠席が増えてくると、学業のサポートや補習の特別な配慮が必要になってきます。学校もさまざまな事情があり、困難なことも多いのですが、親、本人、学校、医療チーム（医師、看護師など）がよく連絡し合い、信頼し合うことで、重要な問題をこじらせずに、優先順位をつけ、お子さんをサポートすることができます。必要であれば、病気については担当の医師に学校への説明や注意を伝えてもらうのがよいでしょう。できれば親、先生方、医師が集まって、自由に質疑応答をしながら、お互いの顔を見て話し合う場が設けられれば理想的です。

　先生方にまずお伝えすることは、基本的に、クローン病が慢性の長期持続性で、時には進行性の病気であること、しかし命にかかわるような事態は少ないこと、病院への通院や入院、家庭での休養や服薬のほか、日常の過ごし方、食事や運動、心のあり方などが大きなウェイトを占めること、したが

> **どうしてる？こうしてる！**
> 学校ではトイレに入りにくいので、先生にあらかじめ説明して授業中にトイレに行ったり、職員用のトイレを使わせてもらったりしました。[G.A.]

って学校での暮らし方が非常に大事であるということです。また、病気には伝染性のないこと、神経性の胃炎や過敏性腸症候群などの精神的と言われている病気とは違うこと、無気力や元気のなさ、あまり笑わないといった様子は、栄養が不足し、腹痛や下痢が続くという病気のせいであることが多いのも、重要なポイントです。先生方は周りの友達がお子さんを"暗い子"、"覇気のない子"と考えないように指導を行わなくてはなりません。クローン病のお子さんはしばしば小柄で、声変わりも遅く、子どもっぽく見えますが、精神的な内面は年齢相当に成熟しており、生徒として接する時には注意点になります。ステロイドなどの薬のせいで、肥満が目立つことがあるかもしれません。気分が悪く、学校へ行きたくなくなっても、不登校とは限りません。痛みが強くて、クラスのいろいろな決め事を守れないのかもしれません。調子の悪いときに先生やクラスメートが手を貸してくれるような雰囲気があれば、お子さんは病気をよりうまく処理できるはずです。

　こうしてみると、学校には正確な情報を的確に伝え、先生方と協力関係を築き、クラスメートへの指導など、学級経営に生かしていただくようにすることが大事であると思います。

(鍵本聖一)

Q73　学校の給食を食べられない場合、学校には食事のことをどのように説明したらいいでしょう？

学校への説明

A.　食事療法や栄養療法のために給食が食べられないお子さんがいます。この場合も、学校にはクローン病が腸の病気であり、治療の一環として食事や栄養が重要であることを理解してもらいましょう。クローン病では栄養療法で栄養剤を飲まなくてはならないお子さんや、食事に厳しい制限があるために、給食が食べられなかったり、お弁当を持って来なくてはならないお子さんがいます。お母さんは毎日、献立を考え、お弁当を用意するのに頭を悩ませているのですが、学校ではお弁当を毎日持ってくる子にクラスメートの視線が集まりが

ちです。「どうして給食を食べないの？」、「おいしいお弁当ばかり食べてずるい」などと言われかねません。医師は食事についての配慮から、給食は食べられず、お弁当の許可を得る診断書を学校宛に書いてはくれるでしょうが、日々の対応については学校現場にお任せするしかありません。

　一方、学校給食では児童生徒の栄養価を十分に考え、また伝統食などを極力取り入れたプロの献立が作られており、これを病気だからといって試みないのはいかにももったいない話です。ぜひ献立表を医師に見せ、病状が許せば、食べられるものは積極的に摂らせるように考えるのも大事です。外部から見ればわがままに見えても、必要で大事なことだと繰り返し説明して理解を得るのが大切です。ある子に、給食を食べるようにしよういったら、とてもうれしそうな顔をしました。学校で一人だけお弁当を食べているのは、われわれが想像するよりずっと大変なことなのです。　　　　　（鍵本聖一）

お弁当

Q74　お弁当に何を持たせたらよいのか困っています。

A.　体調が優れないときは、おにぎりがお勧めです。おにぎりは副菜がなくても食べることができますし、持ち運びにも便利で学校や遠足に行くことが可能になります。ご飯はよく噛めば消化吸収の面でも問題ありません。体調がよくなってきたら、主食、主菜、副菜の揃ったお弁当にしましょう。

　お弁当箱は子どもに合った大きさを選びましょう。必要なエネルギー量（kcal）とお弁当箱の容量（ml）はほぼ同じですので、必要量に見合ったお弁当箱を選びます。年齢別お弁当箱の大きさの目安（ml）は、次の表の通りです（表1参照）。体格や活動量により、好ましいお弁当箱の大きさは違ってきますし、また詰める材料や詰め方によってもエネルギー量は変わってきますので、あくまでも参考です。

　組み合わせの基本は「ご飯＋主菜＋2副菜」とするとお弁当のかたちが簡単に整います（主食：主菜：副菜の割合は、3：1：2）。

表1 年齢別お弁当箱の大きさの目安（ml）

	男性	女性
3～7歳	400～500 ml	400～500 ml
8～11歳	600～700 ml	600～700 ml
12～17歳	800～900 ml	700 ml
18～29歳	900 ml	600～700 ml

※お弁当箱の容量がわからない場合は、計量カップに入れた水で計るとよい。

- 主食……ご飯、おにぎりやパンなど。量は、家で食べる1食分の分量が目安。
- 主菜……肉や魚、卵などを使った良質のたんぱく質を。
  例）からあげ風や肉の生姜焼き、卵焼きなど。
- 2副菜……野菜や季節のフルーツなど、ビタミン・ミネラルを豊富に含む食品を色々詰めましょう。
  例）サラダ、和え物、野菜の炒め物、果物など。

　お弁当の味付けは、濃淡をつけ、同じ調味料の味付けが重ならないようにしましょう。他にも、揚げ物と炒め物など、油をたくさん使った料理が重ならないように、焼く、炒める、蒸す、煮るといった調理法のものを組み合わせます。

　お弁当箱はシンプルなデザインが多いので、目で見る楽しみが失われがちです。できるだけいろいろな色の食品を使い、切り方や詰め方も美味しく見える工夫をしましょう。たとえば、赤（トマト・エビ）、緑（ブロッコリー・ホウレン草・ピーマン）、黄・オレンジ（卵・ニンジン・黄ピーマン）、白（ご飯・じゃがいも・里芋）、黒（のり）など、できるだけ多くの彩り豊かな食品をそろえましょう。

　そのほかにも、飾り切り、型抜きなどを利用して楽しい盛り付けになるように工夫しましょう。食欲のないときにはおにぎり、のり巻きなどにしたり、おかずを多めにするか、フルーツなどを入れることもお勧めです。

　忘れていけないのが衛生面です。しっかり手洗いをし、調理は清潔な道具を使って、加熱したものを冷ましてから詰めることを守りましょう。

（斎藤恵子）

おやつ

Q75 子どもがおやつを欲しがります。どのようなものを食べさせたらいいでしょうか？

A. 子どもにとっておやつは、食事だけでは不足する栄養を補給する大切なものです。そのほか心理面、情緒面に及ぼす影響も大きいので、おやつの時間や量を決めて楽しく食べられるように工夫したいものです。子どもにできることは手伝わせてみましょう。粉を練る、混ぜる、盛り付けなどをさせると食べ物に関心を持つようになります。

おやつとして望ましいものは、適当にかさがあって消化のよいものと、水分補給できるものとを組み合わせた与え方です。よいおやつの条件は、

①消化がよく、胃内にとどまる時間の短いもの
②そこそこの満腹感を与えるもの
③水分補給ができるもの
④果物・野菜など水分が多く、ビタミン・ミネラルの多いもの
⑤次の食事の妨げにならないもの（たんぱく質・脂肪の多すぎる食品はほどほどに）
⑥甘味の強くないもの

おやつに適した食品は、

●穀類……おにぎり、もち、だんご、せんべい、焼きいも、ふかしいも、麩菓子、蒸しパン
●乳類……ヨーグルトなどの発酵乳、低脂肪牛乳、乳酸菌飲料
●果物類……りんご、バナナ、すいか

などで、摂取エネルギーの目安としては、1～2歳なら100kcal、3～5歳なら200kcalです。量が多すぎると、次の食事に差し支えたり、知らず知らずのうちにエネルギーや脂質の摂りすぎにつながります。

おやつの名前やどんなおやつが良いのかを教え、またおやつの前の手洗い、食後の歯みがきや口ゆすぎの大切さなどを身につけさせましょう。

子どもはチョコレート菓子やスナック菓子、ジュースなどが大好きですが、要求すればすぐ与えるのも問題で、子ども

の欲望を統制する能力が養われません。また逆に、厳しい制限をしてしまうと、隠したり、買い食いしたりすることになるので、その家のルールを決めることが大切です。

(斎藤恵子)

Q76 お友だちと外食をしたがります。子ども同士のお付き合いもあるのでだめとも言えません。どのように食べるものを選ばせたらいいでしょう？

外食

A. 食事療法を行っていく上で、外食は避けては通れない、とても難しい問題です。外食を禁止することは簡単ですが、どの年代でもお付き合いはあるので、厳しく制限してしまうと、人格形成や人間関係に影響が少なからず出るのではと思います。また、外食してきたことを頭ごなしに叱ったり、否定したりするのは、隠したり、食事療法や服薬などの療養生活そのものを拒否したりすることになりうるので、お勧めできません。

最近ではコンビニやファミリーレストラン等で、食品成分表を提示してある食品が多くなっています。また、ファーストフードやチェーン店等では、インターネットで栄養成分を知ることが可能です。ぜひお子さんに栄養表示の読み方を教えて下さい。また、どの店に行ったらどのメニューを選択すると安全かなどをご家族で話し合って下さい。

できるだけ脂質の少ない食事を選択し、その中から食物繊維の多いものを除く、揚げ物等の衣を残す、肉類の脂肪を残すなどで、さらに安心して食べることができます。あとは食べると調子が悪くなる食品を知って、残したり、友達と交換することもよい方法です。こうした場合は、「好き嫌い」という表現をするとわがままなイメージが残りますので、「アレルギー」というのが無難です。量で失敗することもあるようですので、自分の適量を知ることも大切だと思います。食べ過ぎた場合は、次の食事で調整することも教えてください。

また、頑張っているお子さんにごほうびをあげることも大切です。好きなものを気にせず食べる日や例外の日を上手に

> **どうしてる？ + こうしてる！**
> 最近では社員食堂やファミリーレストランでも脂質やカロリーの表示を出すところが増えたので、外食でも管理がしやすくなって助かっています。[K.S.]

CD 子ども・高齢者

子どものクローン病

作って食事療法を長続きさせて下さい。　　　　（斎藤恵子）

子育て

Q77　どのように子どもに接したらいいのかわかりません。

A. この質問はよくわかります。お子さんがクローン病という得体の知れない病気であると告げられたときに、お子さんよりも自分がどれほど衝撃を受けたかを考えればすぐわかります。このショックを子どもに与えないようにするには？　子どもがとり乱したら？　泣いたら？　ご飯が食べられないですって？　学校は？　進学や就職は？　背が伸びなかったら？

　クローン病に限らず、慢性の病気にかかるとその精神的ダメージは誰にとっても厳しいものですが、子どもにとってはなおさらです。病気が自分の健康や安全を脅かすものであることを子どもは当然察知し、不安になり、親や他人に過度に依存的になります。しかしこれは病気のせいであって、こうした性格が病気を引き起こすわけではありません。あなたのお子さんはおそらく、病気のことをどの位知りたいかをあなたに知らせてくるでしょうし、どれ位自分が知っているか、さまざまな形であなたに表現するはずです。そうしたら、それに答える形で隠さずに話してあげましょう。何が知りたいのか、何に困っているのか、問い詰め口調でなく聞いてあげましょう。「何か困ってることない？」、「お母さんに聞きたいことない？」

　ただし、あなたの悲しみや怒りや当惑の感情のまま、すべてを話して子どもを打ちのめしてしまってはなりません。あなたの不安の感情を子どもにぶつけてはなりません。病気のことは冷静に、とり乱さず、しっかりと真面目に話さなければなりません。子どもは自分の病気について事実を事実と受け止めると、さまざまな問題によりよく対応できるものです。お父さん、家族、年上の兄弟ともよく相談しましょう。

　通院や入院のときには、医師とよく話しましょう。子どもも医師と直接話し、疑問をぶつけられるように差し向け、子

どもが医師と話しているときには指図や注意は控えましょう。医師は、子どもと直接話すことでさまざまな情報を得ることができ、親の知らないことにも気づき、あなたに知らせてくれるでしょう。訳の分からない話が自分の知らないところで親と医師の間で取り交わされているという感覚を抱かせないように子どもに配慮するべきです。

　それから、日々の暮らしをこなしていきましょう。一人で大変なら、家族に手伝ってもらいましょう。家全体をできるだけ清潔で明るい環境に仕立て、楽しい話題を話し合いましょう。

　病気が思わしくないとき、たくさんの薬を飲まなくてはならないとき、おいしくない栄養剤を来る日も来る日も飲まなければならないとき、お子さんはゆううつになり、悲しくなり、怒りっぽくなり、あなたの言うことを聞かないかもしれません。また、頑張っても頑張っても病気が思い通りにならず、あるときには悪化していくようなとき、あなたも医師もみんなが嘘つきに思えて、信じられなくなっているかもしれません。学校へ行けない、行きたくないと言って部屋から出て来ないかもしれません。

　クローン病の子のいる家庭では、こうしたことがしばしば繰り返されます。あなたは根気強く、怒らず、変わらずお子さんの味方であり、いつでもそばにいることをはっきりと伝えましょう。あなたも苦しいと思いますが、家族の力、学校の力、おじいちゃんやおばあちゃんの力を借り、あなた自身の心が折れないように支えてもらうことが必要です。そのためにはお互いを信頼しましょう。お父さんも兄弟もみな頑張っているのですから、まずそのことに感謝し、その上でいろいろなことを話し合いましょう。お子さんは必ず立ち直れると信じましょう。医師を信頼し、医師にも信頼されるようになってください。病気に対する共通の認識を徐々にお子さんと一緒に得て、一緒に将来を考えていくようにしてください。

　病気と闘うわが子は可哀想で、不憫で、甘く、わがままに育てがちですが、しつけは短い言葉で明確に行いましょう。

社会的なルールの中でやっていくことになる将来を考えると、子どものしつけは非常に大事です。ある程度は機械的でよいのです。いけないことはいけない。決して感情から怒りに任せて子どもを怒鳴りつけたり叩いたりしないでください。病気になったのは誰のせいでもないのです。あなたのせいでも、お子さんのせいでもない。罰が当たったのではない。「あなたがそんなだから病気になったのよ」、「そんなことをしていると病気が治らないわよ」などとは言わないようにしましょう。

　ある程度の年齢であれば、薬を飲むことや栄養剤の調整などを監視の下で子ども自身にさせるよう責任を持たせることもよいと思います。見守ってあげ、うまくできたら言葉でしっかりとほめてあげ、「しっかりしてくれると助かるわ」など、子どもの達成感を後押ししてください。　　　　　　（鍵本聖一）

子育て

Q78　クローン病の子の兄弟姉妹には、親としてどのように接したらいいでしょうか？ また疾患についてどのように説明したらいいでしょう？

A. お子さんがクローン病になると、兄弟にも影響が及びます。家を覆う深刻な雰囲気、病気の兄弟の入院や通院、日々のケアなどでどうしても目が離れ、理解できない疎外感を味わうことになります。どうして僕にはかまってくれないの？　どうしてお兄ちゃんばっかりにやさしいの？　お兄ちゃんだけどうしてちがうものを食べるの？　どうしてお薬を飲んでるの？　どうして病院に何回もいくの？

　クローン病のお子さんの兄弟にも、親の庇護のもとで安全かつ健康的に育つ環境が必要です。できる限り、兄弟にも接する機会と時間、気持ちの余裕を持ちましょう。小さい子なら理解できないでしょうが、兄弟が病気であることははっきりと伝えたほうがよいと思います。兄弟には普通に接してください。しかし、クローン病の子をかかえ、その上での話ですから、家族のサポートは不可欠ですし、地域の援助、保育園も検討してください。

年月が経ち、クローン病の兄弟のいる風景が当たり前のようになってきます。自然にだんだん理解できてくることが多く、言葉で親が教えられる部分は多くありませんが、患児同様、兄弟も自分の理解している範囲でいろいろと聞いてくるでしょうから、うるさがらず、一つ一つ真面目に答えてあげてください。特に、腸の病気でお腹が痛くなったり、下痢をすること、好きなものをお腹いっぱいは食べられないこと、時々入院したり通院したりしなければならないこと、お薬や栄養剤を飲まなければならないこと、病気のせいでやせたり小さかったり、骨が弱かったり、薬のせいで太っていたりすること、いろいろな人の助けが必要なこと、その中にその兄弟も含まれることなどを少しずつ話してあげましょう。将来の力強い味方、サポーター候補でもあるわけですから。

(鍵本聖一)

Q79 子どもがクローン病の場合の社会保障制度について教えてください。 　社会保障

A. クローン病のお子さんに限った特別な社会保障制度はありません。そのため、クローン病に関連した社会保障制度は、子どもの場合でも大人と同じ制度を活用することになります。

(1) **特定疾患医療費助成制度**（Q132参照）

対象者が子どもの場合でも、自己負担額を決定する収入状況はその世帯の生計中心者の所得税額が対象となります。

(2) **人工肛門の装具購入助成**（Q57参照）

(3) **身体障害者認定**（Q136参照）

病状により身体障害者手帳の交付対象に該当する場合は、大人と同様に身体障害者手帳を取得することができます。15歳未満の方が身体障害者手帳を申請する場合は、その申請者は保護者の方になります。

取得された身体障害者手帳を活用して、利用できる社会福祉サービスは大人とほぼ同様です。

また、お子さんの障害程度によっては、たとえば表2のような小児に限定された各種の手当を受給することが可能です。

表2　小児限定の手当

	対象となる障害程度	主なその他の要件
障害手当	1～3級	養育者の所得
特別児童扶養手当	1～2級	養育者の所得
障害児福祉手当	重度の障害、要診断書＋審査	養育者の所得

(4) 療養中の滞在施設

　病状により、地元を離れ東京やその他の大都市の病院で入院や通院が必要になった場合、NPO法人等が運営する施設の利用が検討できます。低額な料金で宿泊を提供すると共にお子さんとご家族の闘病生活を応援してくれる施設です。さまざまな病気を抱えたお子さんやご家族が利用されています。地域にそのような施設があるかどうかは、難病支援団体や保健所、病院のソーシャルワーカーにお問い合わせください。

(5) 健康や医療の相談

　かかりつけの病院での相談以外に保健所で行っている療育相談や保健医療福祉相談を活用できます。また、地域にあるクローン病の患者会を利用してさまざまな情報交換を行うこともできます。困った時には専門家や同じ悩みを抱える方に是非相談してみてください。

　　　　　　　　　　　　　　　　　　　　　（柿沼佳美）

4-2　高齢者のクローン病

高齢者の特徴

Q80　高齢になってからクローン病を発症しました。若い人と違う点や特に注意をしなければならないことはありますか？

A.　まず高齢者の定義ですが、一般的には65歳以上を指します。しかし、クローン病は圧倒的に若い人に多い病気ですので、若い患者さんと高齢の患者さんを比較して種々の違いを明らかにする場合は、50歳、あるいは60歳以上を高齢者とする報告もあります。

　クローン病の高齢患者さんには、若いときに発症して長期

経過した患者さんと、高齢者になってから症状が出現して初めてクローン病と診断された患者さんがいます。さらに後者では、実際に高齢になってから発症した症例と、発症はだいぶ以前で長期に経過していてもその間症状がなかったり、軽症のために受診せず、病気が潜行して高齢になってから明らかな症状や検査異常が出現して初めて診断がつく症例が存在すると思われます。

　クローン病の発症年齢の頻度については、以前から、欧米では二峰性のピーク、つまり20歳代の大きなピークと60歳前後の小さなピークを認めるとの報告がありました。しかし、最近の報告では、第2のピーク、つまり高齢者のピークは見られないとする報告が多くなってきました。ちなみに日本では、最近の発症年齢分布に関する発表はありませんが、平成10～12年の患者さんの初診時年齢分布でみると、高齢者での小さなピークはみられず、66歳以上の患者さんは男性で1.1％（91／9106）、女性で2.6％（108／4119）、全体で1.5％（199／13225）を占めていました（表3）。

　高齢発症の患者さんと若年発症の患者さんの症状を比較すると、腹痛の頻度が高齢者でわずかに低率である以外は、下痢、体重減少、発熱、肛門部病変などはほぼ同じ頻度でみられます。炎症所見、低栄養状態、貧血などを示す臨床検査成績も、両群では大差はみられません。罹患範囲や病型分類では、欧米では高齢発症群で大腸にのみ主病変を有する大腸型、瘻孔（ろうこう）や狭窄（きょうさく）をともなわない炎症型の頻度が高いと報告されていますが、日本人の患者さんに関してはまだ症例が少なく、明らかな違いは報告されていません。

　診断方法に関しても、若年者と同様、内視鏡＋生検、X線検査が中心となりますが、高齢者ではクローン病の頻度が少ないこと、がんや憩室（けいしつ）、虚血性病変（きょけつせいびょうへん）など鑑別すべき疾患も多く、確定診断までに時間を要することがたびたびみられます。

　高齢者は一般的に心肺の疾患を合併していたり、消化管機能も低下します。下痢による脱水、肛門括約筋機能低下による便失禁、経口摂取量低下による低栄養状態などに陥りやす

CD 子ども・高齢者
高齢者のクローン病

表3 クローン病の初診時年齢別症例数

年齢(歳)	男	女	計
0	6	8	14
1～5	12	9	21
6～10	61	25	86
11～15	488	277	765
16～20	1795	736	2531
21～25	2257	875	3132
26～30	1738	555	2293
31～35	980	366	1346
36～40	608	294	902
41～45	381	242	623
46～50	269	205	474
51～55	169	191	360
56～60	150	133	283
61～65	101	95	196
66～70	56	53	109
71～75	21	32	53
76～80	11	17	28
81～85	2	4	6
86～90	1	2	3
91～95	0	0	0
96～100	0	0	0
不明他	999	419	1418
計	10105	4538	14643

いので、症状出現時には早急な対応が必要です。

日常生活では、日光下での適度な運動が推奨されます。喫煙者は禁煙に努めるべきです。　　　　　　　　　　（樋渡信夫）

高齢者の治療

Q81　治療法はどのようなものがあるのでしょうか？

A.　高齢発症群の治療法は通常の治療指針と基本的には同じです。

急性増悪期に投与される副腎皮質ホルモン剤（プレドニン®）は有効ですが、精神障害、糖代謝異常、消化性潰瘍など副作用の原因となります。特に高齢の患者さんでは骨粗鬆症と高血圧症が問題です。クローン病では、腸管の病変あるいは切除によってビタミンDやカルシウムの吸収が低下しており、骨減少症の状態にあります。さらに副腎皮質ホルモン剤を投与されると、骨減少は助長され骨粗鬆症は増悪します。高齢者では骨密度をモニターしながら、骨折予防のために適度の運動とともに、ビスホスホネート製剤（ベネット®、アクト

ネル®など）を当初から併用することが推奨されます。

　すでに骨粗鬆症を合併している症例では、副腎皮質ホルモン剤投与は避け、栄養療法あるいはレミケード®を選択すべきと思われます。最近登場したレミケード®投与の適応は、高齢者でも若年者と同様で、従来の治療に難治性を示す場合や外瘻(がいろう)を有する症例です。合併症として易感染性(いかんせんせい)があり高齢者では特に注意が必要です。

　手術の適応に関しても、高齢者に特徴的なものはなく、若年者と同様に主なものは狭窄(きょうさく)・腸閉塞(ちょうへいそく)、瘻孔(ろうこう)・膿瘍(のうよう)、穿孔(せんこう)などです。高齢者の手術に際しては、周術期の心肺合併症に注意する必要があります。術後の再発率は、高齢者では若年者に比べて、低い傾向にあります。　　　　　　（樋渡信夫）

Q82　高齢者になると症状は落ち着くのですか？

加齢と症状

A.　若年で発症し長期経過した症例では、腸管切除を何度か経験しており、残存腸管の炎症は激しくないものの、狭窄(きょうさく)や瘻孔(ろうこう)、瘢痕(はんこん)などの存在と有効腸管の短縮により、腸管の生理機能はいちじるしく障害されています。そのため、下痢、腹痛、さらには低栄養状態に陥り、種々の欠乏症状を呈することもあります。特に微量元素欠乏症(びりょうげんそけつぼうしょう)には注意が必要です。亜鉛欠乏では皮疹(ひしん)、創傷治癒遷延(そうしょうちゆせんえん)、味覚障害など、銅欠乏では造血機能障害、セレン欠乏では筋肉痛、心筋症(しんきんしょう)などがみられることがあります。

　日本でも長期経過例でがんの合併の報告が増えてきています。一般人と比較して有意に多いのか、また定期的検査で早期発見が可能なのかなどについては、まだ結論が出ていません。日本での報告例の約⅔は肛門部の痔瘻(じろう)がんです。肛門狭窄(さく)をともない、ゼリー状の分泌液が増加している症例では、痔瘻がんが疑われ、精密検査が必要です。CT、MRIでも診断は難しく、局所麻酔下の生検が有用です。

　高齢発症の患者さんの生命予後は、同じ性・年齢の一般人と比較して悪いわけではなく、大差ありません。死因もクローン病とは直接関係のない原因が多いようです。（樋渡信夫）

CD 子ども・高齢者

高齢者のクローン病

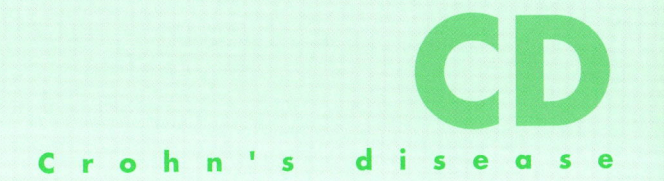

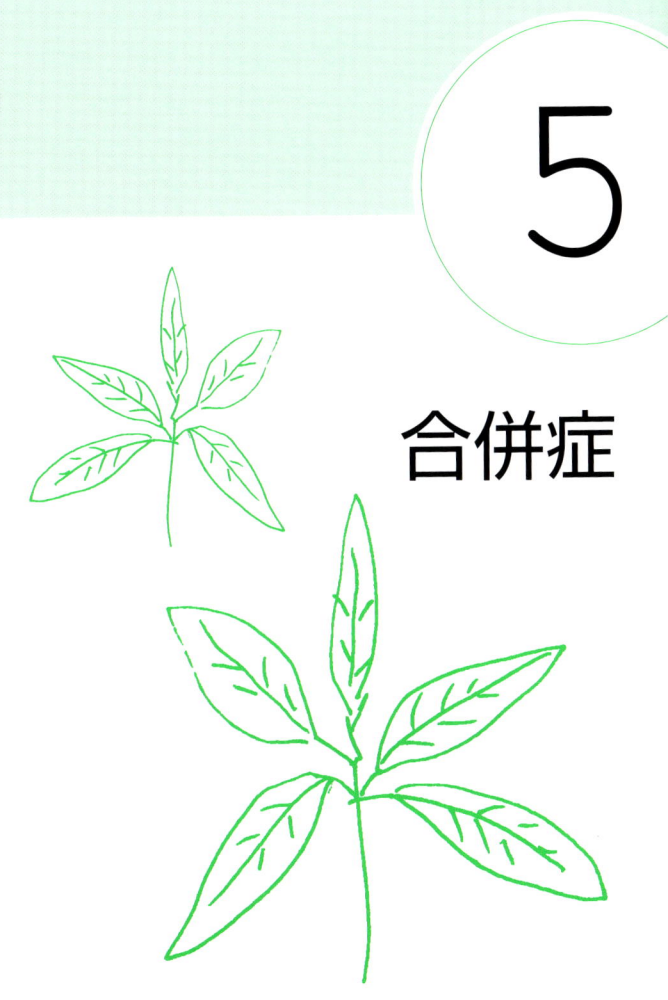

CD
Crohn's disease

5
合併症

5 合併症

合併症の種類

Q83 合併症にはどのようなものがありますか？

A. クローン病では経過中に多彩な合併症を呈し、原疾患と同時にその合併症に対する治療が大切になります。合併症は大きく分けて、腸管合併症と腸管外合併症に分けられます。

腸管合併症を図1に示しましたが、頻度の高いものは肛門周囲膿瘍など肛門病変33％、口側拡張をともなう狭窄21％、瘻孔20％、腹部膿瘍形成9％などが挙げられます。その他、穿孔、大出血、中毒性巨大結腸症および小腸・大腸がんの合併がありますが、その頻度は比較的少ないものです。潰瘍性大腸炎に比べて狭窄や瘻孔などの腸管合併症の頻度は高いことが特徴ですが、一方出血および中毒性巨大結腸症の発生頻

図1 クローン病の腸管合併症

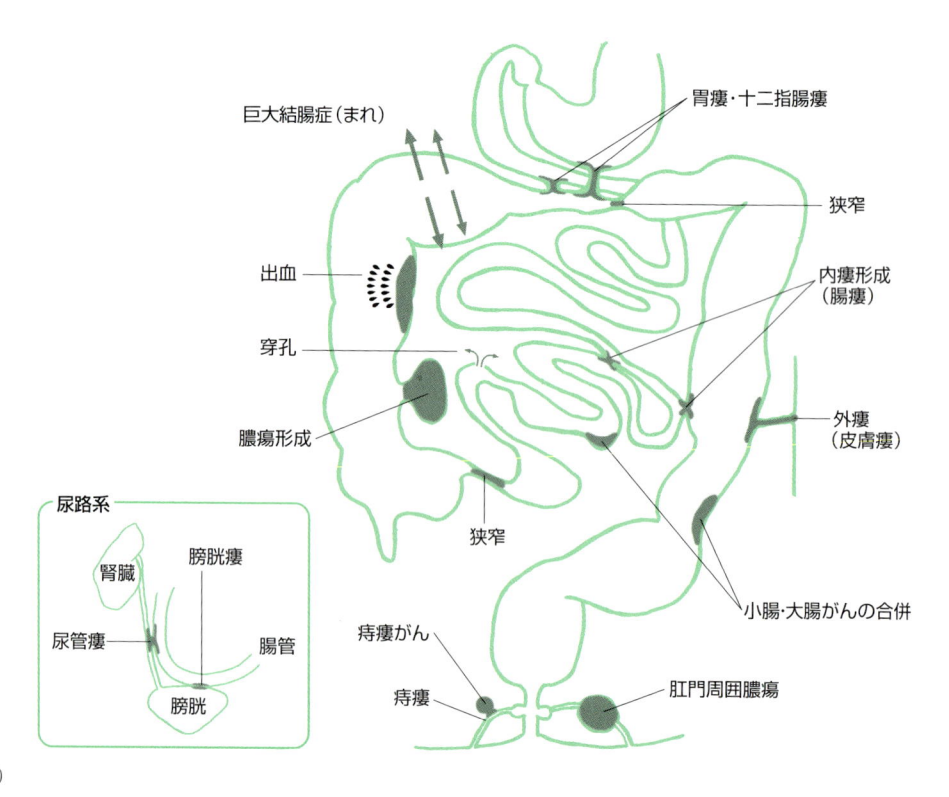

度は低く、また同じクローン病で比較した場合には、肛門病変を除くと大腸のみのクローン病より小腸を障害する型において腸管合併症の頻度は高くみられます。

　またクローン病では、難治性の肛門病変が高頻度に合併することが特徴であり、腸管病変に先行して生じたり、診断の契機となることもまれではありません。代表的病変は、裂肛、肛門潰瘍、痔瘻、肛門周囲膿瘍、皮垂ですが、これらの混在や多発も特徴的であり、痔瘻も複雑で多発し、肛門潰瘍なども深く広い特徴を有しています。すなわち難治性のこのような肛門病変はクローン病を疑わせるきっかけになるのです。痔瘻は代表的な皮膚外瘻ですが、肛門部ばかりでなく、腹部（とくに臍部〔へそ〕や手術痕）の皮膚と腸管の間に瘻孔を作り、腸内容物が滲出することもあります。また、外からは見えませんが、内瘻といって、腸管と腹部臓器の間に瘻孔ができて交通路ができてしまう場合もあります。腸と腸がつながると吸収障害をきたす原因になりますし、膀胱や膣などの泌尿生殖器と交通ができると骨盤部の炎症や膿瘍の原因となります。

　おもな腸管外合併症を図2に示しました。クローン病では約30～35％の患者さんに腸管以外の合併症が発生することがあり、これらの多臓器や全身性の合併症に注意して適切な処置をすることも重要です。関節炎・関節症（5％）は口内炎（5％）を除くと最も頻度の高い重要な合併症といえます。引き続いて皮膚病変（結節性紅斑、壊疽性膿皮症）、眼病変（虹彩炎、結膜炎など）、胆石症、尿路結石などが主な合併症として挙げられ、それぞれ2～3％の発生率といわれています。それぞれについては後のQでお話します。　　　　（三浦総一郎）

Q84　大腸、小腸以外の消化管の症状にはどのようなものがありますか？　その治療法も教えてください。

腸管外合併症

A.　クローン病は口から肛門までの消化管のいかなる部位にも病変を生じる特徴があります。したがって、小腸、大腸以外の口腔、食道、胃、十二指腸病変を生じる可能性があり、

図2 クローン病の腸管外合併症

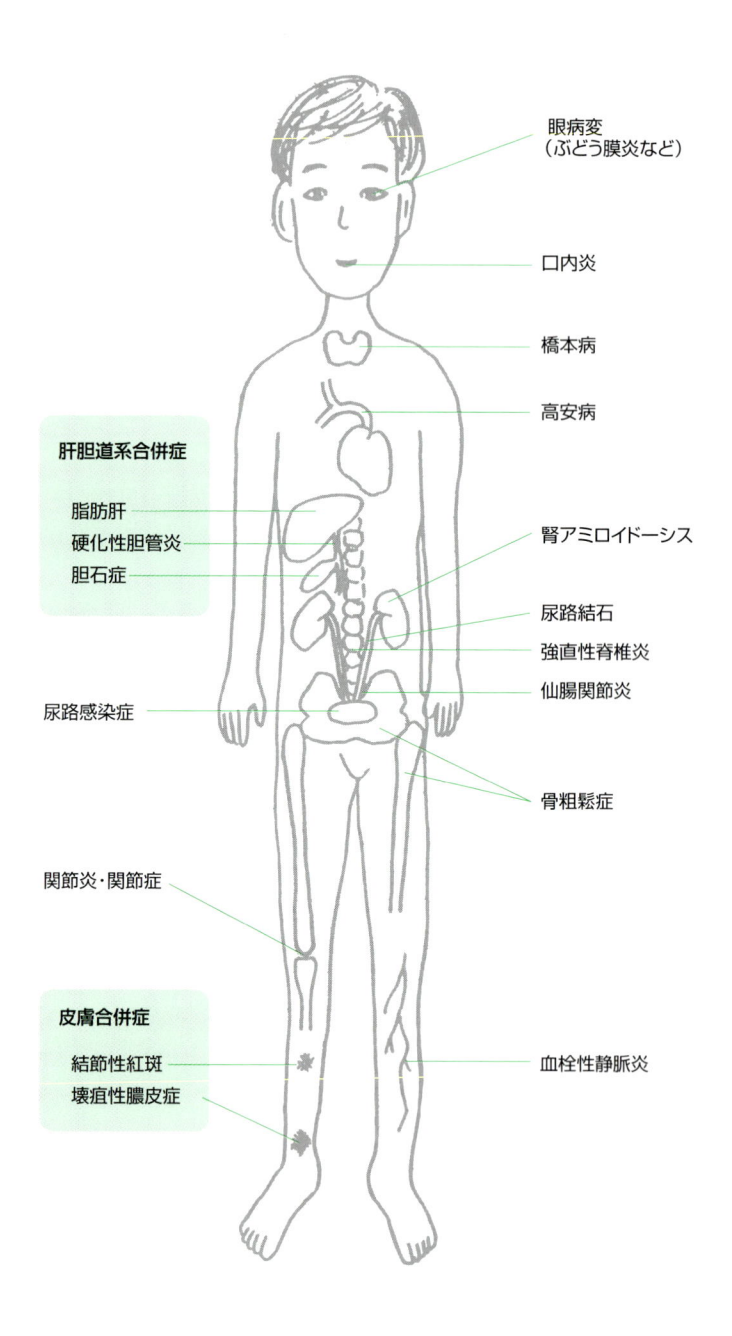

- 眼病変（ぶどう膜炎など）
- 口内炎
- 橋本病
- 高安病
- 腎アミロイドーシス
- 尿路結石
- 強直性脊椎炎
- 仙腸関節炎
- 骨粗鬆症
- 血栓性静脈炎

肝胆道系合併症
- 脂肪肝
- 硬化性胆管炎
- 胆石症

- 尿路感染症
- 関節炎・関節症

皮膚合併症
- 結節性紅斑
- 壊疽性膿皮症

CD 合併症

安心レシピでいただきます！

潰瘍性大腸炎・クローン病の人のための おいしいレシピ125

患者さんが安心して食べられるおいしいメニューを満載。
"食べる楽しみ"を実現します。

A5判 並製 128ページ
ISBN：978-4-335-76003-7

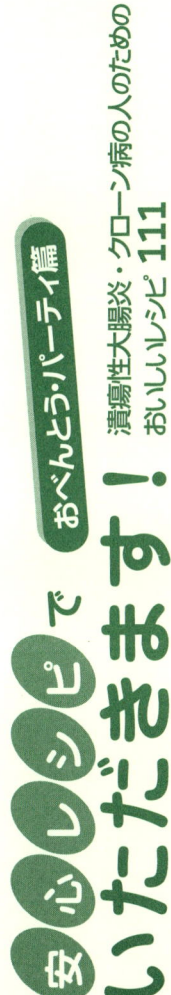

安心レシピでいただきます！ おべんとう・パーティ篇

潰瘍性大腸炎・クローン病の人のための おいしいレシピ111

普段の食事はもちろんのこと、
家族や友人と一緒に食べられるメニューやお弁当メニューも満載の1冊。

A5判 並製 128ページ
ISBN：978-4-335-76008-2

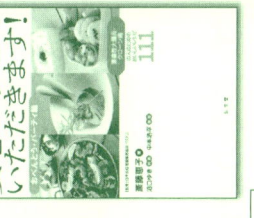

日本炎症性腸疾患協会◆監修／斎藤恵子◆著　定価：各1,890円（税込）

あれも、これも、こうすれば食べられる！食卓に夢を届けます！

おいしい料理を食べられる幸せ――
クローン病や潰瘍性大腸炎の患者さんにとっての夢、
「食の楽しみ」を本書が実現します。
長年、炎症性腸疾患の患者さんの栄養指導にあたってきた著者が、
工夫に工夫を重ねた「夢のあるレシピ」の数々を大公開。
あっと驚く素材と調理法で、普通の食に劣らない味を楽しめます。

『安心レシピでいただきます！』レシピより

チキンカツ／さけチャーハン／スフレオムレツ／
中華おこわ／かきのリゾット／鯛のカルパッチョ／
紅茶のシフォンケーキ……

などなど、安心で美味しいレシピと
適切なアドバイスを満載。

潰瘍性大腸炎
患者が本当にききたいこと──129のQ&A

付き 全国の診療医リスト・毎日の安心レシピ

決定版Q&A

A5判 並製 192ページ
ISBN：978-4-335-76012-9

クローン病
患者が本当にききたいこと──140のQ&A

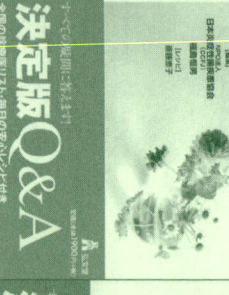

付き 全国の診療医リスト・毎日の安心レシピ

決定版Q&A

A5判 並製 200ページ
ISBN：978-4-335-76013-6

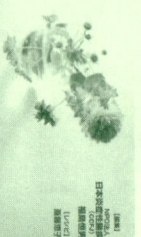

すべての疑問に答えます！
決定版Q&A──2冊同時刊行！

患者さんから実際に寄せられた質問に、最前線で治療に関わる執筆陣がやさしく答えます。どの病院にかかればいいですか？　どのようなときに手術が必要になりますか？　という声に応え、全国の診療医リストを掲載。安心レシピ付きで食生活もサポート。患者さんからのメッセージには、元気づけられる言葉が満載。この1冊で、生活を強力にバックアップします。

潰瘍性大腸炎
患者が本当にききたいこと──129のQ&A

クローン病
患者が本当にききたいこと──140のQ&A

日本炎症性腸疾患協会・福島恒男　編
斎藤恵子◆レシピ

定価：各1,995円（税込）

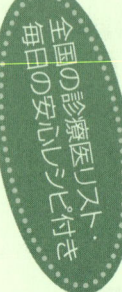

全国の診療医リスト
毎日の安心レシピ付き

・・・質問より・・・

- Q. 難病と言われたのですが、治らないのですか？
- Q. どのようなときに手術が必要になりますか？
- Q. 人工肛門は一生ですか？
- Q. 小さい子どもでも発症することはありますか？
- Q. 妊娠に影響はありますか？
- Q. 会社を長期間休まなければならず、生活が不安です。

など

弘文堂
www.koubundou.co.jp

〒101-0062　東京都千代田区神田駿河台1-7
Tel.03-3294-4801　Fax.03-3294-7034

それに基づく症状が考えられます。ちなみに、典型的な潰瘍性大腸炎の患者さんにも上部消化管病変が合併した報告が極めてまれにあり、クローン病の専売特許というわけにはいかないようですが。

　口腔病変では口腔内の再発性アフタが高頻度ですが、まれには難治性びらんや潰瘍をみることがあります。口腔内病変は無症状のことも多く、歯科医が小児クローン病患者を対象に口腔内検診を行ったところ、3割近くにびらん、潰瘍、歯肉炎などの病変を認め、組織的に肉芽腫を認めたとの報告もあります。ただし、再発性の口腔内病変に眼の病変が合併しているような場合には、ベーチェット病との鑑別診断が大事になってきます。

　食道にその病変をみとめることは約0.2％の頻度とされ、決して多くはありませんが、食道のみに限局した症例も報告されています。食道病変は浅い平皿状の散在する潰瘍が一般的で、嚥下時の不快感や胸痛などの食道炎症状を訴えますが、重症では潰瘍による狭窄や瘻孔の形成による嚥下困難も報告されております。このような食道病変は酸分泌抑制薬では軽快しないのが特徴であり、クローン病の薬物療法（ステロイドや5-ASA製剤、免疫調整剤など）を用い、抗TNF-α抗体（レミケード®）が有効であった例も報告されています。

　胃では、食道との境界近くの上部にいわゆる"竹の節状びらん"がみられたり、縦に並ぶタコイボびらんが高頻度にみられ、注意深く観察すると50％以上にみられるとされます。また、十二指腸でも、球部における多発性の隆起や下行脚における十二指腸の輪状ヒダ状の縦列するアフタを高頻度に観察できますが、これはクローン病に特異的で、診断的価値があります。胃や十二指腸のこのような微細粘膜病変は症状として現れることはほとんどありませんが、まれに病変が高度で、潰瘍や狭窄をともなうことがあり、さらに横行結腸の病変が進展して、胃や十二指腸との瘻孔が形成されるような場合がみられ、その場合には上腹部痛や閉塞症状が現れます。胃・十二指腸病変に対しては、症状が強い場合や、病変に応

CD合併症

びらん　粘膜がただれて上皮が浅く欠損した状態。

CD 合併症

じて酸分泌抑制薬とクローン病に特異的な薬物療法を併用することになります。　　　　　　　　　　　　　（三浦総一郎）

狭窄

Q85　狭窄とは何ですか？

A. 狭窄とは腸管の内腔が狭くなることであり、内容物の通過障害をともなうと腹痛や腹満感、嘔気・嘔吐など腸閉塞（イレウス）症状をきたします。腸狭窄は内腔の広い大腸では比較的起こりにくく、小腸で症状を起こしやすくなります。クローン病では腸管の炎症が全層に及ぶので、粘膜を中心に炎症を生じる潰瘍性大腸炎に比べて狭窄の頻度は高くなり、欧米に比べ頻度が低いものの30～40％に合併すると考えられます。腸管にできた深い潰瘍による炎症や浮腫による狭窄機序もありますが、炎症が瘢痕化して線維性の狭窄をきたす**機序**もあるため、病変の活動性がおさまってからかえって閉塞症状が強く出現することも多く経験しています。

機序 しくみ。メカニズム。

　腸管の狭窄部位は、縦走潰瘍や敷石像がみられる炎症の強い部位にみられる場合が多く、そのような部位では腸管内圧が高まるためか、口側の腸管拡張や瘻孔の合併、あるいは膿瘍形成を合併する頻度も高くなるようです。実際に狭窄はクローン病手術原因の半数以上を占め、それにともなう瘻孔や膿瘍の合併症を入れると手術理由の約80％に及ぶとされています。

　慢性的な狭窄が治療により改善せず、消化吸収障害を生じたり、日常生活に支障をきたしたりする場合には、狭窄部分を切除するか、狭窄形成術を行います。しかし、これらの外科治療成績では、術後の再発率が高く、術後5年の再手術率はどの手術を選択しても30％前後になるので、なるべく術後の短腸症候群を避けるために、腸管の切除範囲は最小限にとどめるようにしています。また、最近では低侵襲手術としてクローン病に対する腹腔鏡補助下手術の積極的導入が行われています。

　クローン病では、手術後の再発再燃や繰り返される腸管切除による栄養素吸収障害の危険性を考慮すると、内視鏡的消

化管拡張術は第一に考慮すべき選択肢と考えられます。近年小腸鏡の器機の開発の進歩により、大腸だけでなく小腸狭窄に対しても内視鏡的アプローチが可能となりました。しかし、この適応として、屈曲のない比較的短い狭窄（3cm以下）で瘻孔や活動性潰瘍などがないという条件が挙げられますので、すべての狭窄を内視鏡的に解除することはできないこと、長期的改善が少ないことなどを理解していただきたいと思います。

（三浦総一郎）

Q86 クローン病だとがんになりやすいのでしょうか？　　がん化

A. 10年以上経過した全大腸炎型の潰瘍性大腸炎が大腸がんのハイリスク群であることは広く知られており、潰瘍性大腸炎の20年間の大腸がん累積発症率は約8％に達するとされていますが、クローン病についてはどうでしょうか？

　クローン病でも大腸がんの合併が知られています。大腸がんの発生頻度は、以前は潰瘍性大腸炎より低率ではないかと考えられた時期もありましたが、最近では長期の累積発症率では同等あるいはやや高率ではないかという報告があり、一般的な人の発生率と比べて高率であることは間違いないようです。この際に大腸の炎症のある部位あるいは存在していた部位の異型粘膜から生じることは潰瘍性大腸炎の場合と同様です。すなわち、慢性炎症という背景粘膜を母地としての発がん機構には潰瘍性大腸炎と共通のものがあると考えられ、臨床的に長期経過例には注意が必要となってきます。

　クローン病では、大腸ばかりでなく小腸がんの発生率も高率となります。この際も小腸型クローン病の活動性の高い病変（潰瘍、瘻孔や狭窄）を背景として出現することが報告されており、手術でバイパスした部位からの出現も報告されています。クローン病の小腸がんは明らかに一般的な人より若年発症することが知られておりますが、腸管狭窄はクローン病で遭遇しやすい症状ですので、早期発見のためにもより慎重な診断技術が必要とされるといえます。

　クローン病においては難治性痔瘻から生じる痔瘻がんも問

CD 合併症

題となります。痔瘻がんは大腸がん全体の約0.2％ですが、10年以上長く再燃を繰り返す難治性の複雑痔瘻からの発がん率は高くなります。したがってクローン病の痔瘻がより痔瘻がんになりやすいとはいえませんが、その可能性を十分に考慮に入れておくことも大切です。クローン病で肛門病変がひどく人工肛門を作った場合、数割の症例は肛門病変が硬く閉ざされてしまい、小指も入らない状態になるので痔瘻がんの診断が遅れてしまうことがあります。痔瘻がんの予後は不良なので時々診察してもらうことが必要です。

　クローン病ではこの他に消化管以外のがんの合併や悪性リンパ腫の出現にも注意を払わなくてはいけません。このようなことから生命予後が悪いのではないかと思われるかもしれませんが、その心配は無用です。最近の欧米や日本での検討では、累積生存率に一般住民と有意差はみられないとする成績が一般的です。
　　　　　　　　　　　　　　　　　　　　　（三浦総一郎）

肛門病変

Q87　クローン病の肛門病変の治療法や手術について教えて下さい。

A.　クローン病では高頻度に肛門病変をともないますが、肛門内の病変が波及して肛門周囲膿瘍や痔瘻を形成します（Q83図1参照）。肛門の周りに膿がたまる肛門周囲膿瘍では、痛みや熱をともなうので切開して排膿する必要があります。繰り返す肛門周囲膿瘍、痔瘻に対しては膿の排出を促すために、シートンを挿入することがあります（図3）。これは、肛門の奥にたまった膿を排出するために軟らかいゴムやチューブを脱落しないよう輪状にして留置する方法です。肛門には異物が留置されますので、常に清潔が保たれるように排便のたびにできるだけ洗浄するようにします。（外出時用に携帯用の洗浄器が市販されています。）シートンは肛門周囲の病変が落ち着くまでの間、長期間にわたり留置しておく必要があります。

　肛門病変に高度な直腸病変をともなう場合や、直腸膣瘻をはじめとする重症な肛門病変ではQOL（Quality of Life：生

活の質）が非常に障害されますので、場合によりストーマ造設が選択されます。さらに、ストーマ造設のみでは改善が期待できない場合や、将来のがん化のリスクを考え、直腸切断術に踏み切る場合もあります。

一方、クローン病でも通常の痔瘻と同じタイプの単純な痔瘻が生じることがあります。この場合には、通常の痔瘻の手術が行われ、治癒が得られます。　　　　　　（舟山裕士）

Q88 痔瘻の手術を勧められています。これはどんな病気で、どのような治療をするのですか？

A. クローン病では、肛門内に潰瘍や裂肛を生ずることがあり、この病変が進行して肛門の周囲に膿を生じます（肛門周囲膿瘍）。この膿瘍が自然に潰れて肛門周囲に出口をつくって膿が排出されるのが痔瘻です。また、肛門周囲膿瘍は痛みや熱をともなうので、これを切開排膿すると切開した部分が膿の出口となりますが、これも痔瘻です。通常の痔瘻では、痔瘻を切開開放するか、痔瘻をくりぬく括約筋温存術が行われますが、クローン病の痔瘻は通常の治療では治らないので、痛みや発熱をコントロールするために、膿の排出を促すためにシートン挿入術を行うのが一般的です。最近では、痔瘻に対してレミケード®の投与が行われる場合もあり、一定の効果をあげています。　　　　　　　　　　（舟山裕士）

図3　シートン挿入術

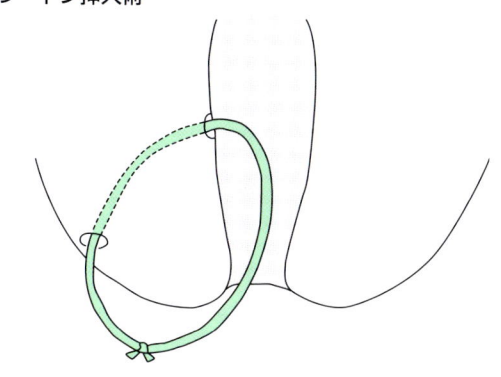

CD 合併症

スキンタッグ

Q89 スキンタッグがあるのですが、手術をしたほうがいいのでしょうか？

A. クローン病では二次的病変として肛門にスキンタッグ（皮垂）を生じることがあります。排便の障害になることは少ないのですが、腫大して大きくなる場合は切除したほうがよいでしょう。ただ、肛門内の病変は持続しているので、スキンタッグがまた再発することがあります。　　　（舟山裕士）

瘻孔

Q90 瘻孔とは何ですか？

A. Q42参照。

膿瘍

Q91 膿瘍とはどんなものですか？

A. 膿瘍形成は潰瘍性大腸炎にはほとんどみられず、クローン病に比較的頻度高く（約10〜15％）合併する病態で、わかりやすく言えば膿がたまった状態であるといえます。深い潰瘍や、裂溝が穿通して、周囲の組織に覆われていることが多く、場所としては後腹膜腔、腸間膜腔、腹筋や腰筋内、皮下、卵巣周囲や大網内などであり、痔瘻から発生するものは肛門周囲膿瘍として高頻度に遭遇します。その他、肝臓や脾臓にも膿瘍を形成することがあります。症状としては腹痛、発熱、腹部腫瘤などがみられます。回盲部から発生した膿瘍では、右腰背筋に波及して、歩行時に右足の疼痛を訴えることがあります。

　腸内細菌を有する腸液がそれら特定の周辺部位に漏れ出すことにより膿瘍が形成される機序が考えられます。したがって、原因菌は腸内細菌の大腸菌、腸球菌などで、嫌気性菌のバクテロイデスも起因菌の一つとなります。したがってこれらの細菌に有効な抗生物質の使用が考慮されなければなりません。診断は腹部超音波検査や小腸造影、注腸造影などが参考になりますが、特に有効な検査は腹部CT検査やMRI検査で、最近の画像診断技術の向上で比較的小さい膿瘍腔も精査できるようになってきました。小さい膿瘍で腸管の通過障害がない場合では入院して絶食の上、完全静脈栄養管理とし、

裂溝　裂け目のような潰瘍。

抗生物質投与を行うと膿瘍腔が消失することが多いですが、大きな膿瘍腔を有し、腸管の狭窄をともなうものでは手術が必要です。ステロイド薬は一般的には禁忌とされ、すでに開始されている場合は減量します。手術は膿瘍腔をドレナージするだけでは不十分で、それに加えて膿瘍の原因となる腸管を合併切除しなければなりません。　　　　（三浦総一郎）

Q92　クローン病では骨粗鬆症になりやすいのですか？　　骨粗鬆症

A. クローン病ではステロイドとの関係の他に、栄養状態の低下と炎症が骨粗鬆症のリスクを高めるため、早期に適切な治療を受けることが大切です。クローン病患者の約30～77％で骨密度低下を認めるとの報告があります。要因は運動量低下、ステロイド投与、腸管切除、炎症性サイトカイン（TNF-αやIL-1の産生亢進）、骨代謝にかかわる栄養素の欠乏（とくにカルシウムや脂溶性ビタミン〔DやK〕の欠乏）などが考えられます。

　活性型ビタミンDは腸からのカルシウムの吸収を助け、ビタミンKはカルシウムを骨につきやすくします。クローン病では、これらの栄養素を吸収する小腸に病変があるため吸収不良が起こりますが、一方吸収不良がない方でも、"乳製品や、油っこい食品を避ける指導"にとらわれ過ぎて、食事からのカルシウムや脂溶性ビタミン摂取不足になる場合があります。乳製品は手軽に摂取できるカルシウムの豊富な食品ですので活動期を除けば、適切な量の摂取も必要です。とくにクローン病の女性（なかでも閉経後や、ステロイド治療中）では骨粗鬆症になりやすく、注意が必要です。

　骨粗鬆症の検査では骨密度の測定（原則として腰椎）や、血液や尿による骨代謝マーカーの測定が有用です。骨密度値がYAM（若年成人平均値）の70％未満では注意が必要です。骨代謝マーカーには骨吸収マーカー（NTX：尿、血清DPD、デオキシピリジノリン）と骨形成系マーカー（血清アルカリフォスファターゼ）があります。骨吸収マーカー高値は骨折の危険性、骨代謝マーカーは将来の骨量減少、骨折リスク、

CD 合併症

さらに治療効果の評価、判定に有用です。

治療として栄養、運動療法が基本です。カルシウム所要量は1日600mgとされていますが、日本人の若い女性はクローン病でなくても不足しがちです。歩行習慣が大腿骨頸部骨折（だいたいこつけいぶこっせつ）発生率を低減するとの報告もあります。必要に応じて薬物療法を行います。以前はステロイド薬の内服量が7.5mg／日以下なら大丈夫と言われていたこともありましたが、日本骨代謝学会ステロイド性骨粗鬆症の管理と治療ガイドライン（2004年）では「骨密度が青年期の80％以上であってもプレドニゾロンによる治療を1日量5mg以上、3カ月以上継続している方はビスホスホネート剤あるいはビタミンDやビタミンKを選択して治療することが望ましい」とされています。ビスホスホネート剤は骨吸収抑制剤であり、骨密度を高めて骨折防止効果を示すといわれていますが、妊娠・授乳中の女性は服薬しないでください。ビタミンDは腸からのカルシウムの吸収と骨の形成を助け、骨密度の増加については軽度ですが、骨折の予防効果が示されています。ビタミンK_2には骨量の減少を抑え、骨の形成を助ける作用があるとされます。

以上のように骨粗鬆症は、罹患してからの対策でなく、積極的な予防法の導入が必要というわけです。　（三浦総一郎）

関節

Q93　関節が硬直したり痛むことがあります。これはクローン病と関係があるのでしょうか？

A． 関節炎や関節症は貧血を除くと実際には炎症性腸疾患で多い腸管外合併症といえます。日本での報告によるとクローン病では約5％程度に合併するといわれていますが、欧米では10％近くの報告がみられるようです。関節炎のおもなタイプは末梢関節炎（まっしょうかんせつえん）で、これが一般的なものです。臨床像としては末梢の関節痛が主たる症状で、急性の関節腫脹（かんせつしゅちょう）をともないます。膝関節炎の合併が多いのですが、他の末梢関節や多発例もあり、場所を移動しながら炎症が2～3週間続き、やがて運動制限や変形を残さずに治癒するのが一般的です。急性期には関節リウマチと類似した症状や所見を示しますので、

血清学的検査やX線画像から鑑別が必要となります。当施設（防衛医科大学校病院）の成績でも関節痛の部位は膝が一番多く、続いて足関節、肘、手指、肩の順であり、いずれの症例も原疾患の病態の改善にともない消失しました。これは"腸炎にともなう関節炎"と位置づけられており、"大腸炎関節炎"の別名があるように大腸を侵す病型に多くみられ、小腸型ではまれな合併症といわれています。また、腸管の病状の悪化にともない出現することが多く、その軽快とともに消退するのが一般的です。しかし、一部の慢性例では関節に変形を残すような症例もあるとされて注意が必要です。また、他の腸管外合併症、たとえばぶどう膜炎や皮膚症状などとともに出現することも多いとされ、副腎皮質ステロイド薬がこのタイプの関節炎に大変効果的であることが知られています。

　関節炎のもう一つのタイプは強直性脊椎炎であり、欧米では強直性脊椎炎の2割近くが炎症性腸疾患の合併例であり、炎症性腸疾患での合併頻度が通常より30倍近く高くなると報告されています。クローン病よりやや潰瘍性大腸炎での合併が多くなっていますが、とくにHLA-B27という遺伝子型との関連が強く、潰瘍性大腸炎にともなう強直性脊椎炎の80％近くがこのタイプであったとの報告がみられます。私の印象では日本での合併は比較的少ないと思われ、過去に2例のクローン病での合併を経験したのみです。症状として、朝のこわばりや、腰背部痛、前屈の制限などが出現してわかります。また、仙腸関節炎といって骨盤背部の足の付け根から後ろあたりの関節炎をともなうことが一般的です。仙腸関節炎自体は無症状のことが多いのですが、X線画像で高頻度に同部の石灰化、骨破壊がみられます。残念ながら強直性脊椎炎や仙腸関節炎への有効な内科的治療薬はないので、対症療法や理学療法が主体となりますが、最近レミケード®が奏功している例もあるようです。

（三浦総一郎）

皮膚 **Q94 クローン病は皮膚にどのような影響を与えますか？ その治療法も教えてください。**

A. 結節性紅斑と壊疽性膿皮症の二つの主要な皮膚疾患合併症が有名です。そのほか当施設（防衛医科大学校病院）では、痤瘡（にきび）様発疹やサラゾピリン®による薬疹などを経験しています。

結節性紅斑の合併はクローン病で比較的頻度が高く、気をつけてみると10〜15％に合併するといわれ、女性での合併が多いのも特徴とされます。これは病初期から出現し、有痛性の盛り上がった皮下結節を形成し、おもに下腿前面に左右対称性に出現します。多くは関節炎を合併しており、腸炎症状の活動性と関連し、ステロイドがよく奏功します。また、再発はまれとされています。

一方、壊疽性膿皮症は、結節性紅斑に比べてその頻度は低く、潰瘍性大腸炎での頻度は1〜5％以下、クローン病はそれより低いとされていますが、比較的重篤な合併症ととらえるべきです。これは大腸型、回腸大腸型に多くみられ、しかも病悩期間の比較的長い難治例に多くみられます。典型的なものは、下腿にみられ、辺縁境界のはっきりした壊死をともなう有痛性の潰瘍として出現しますが、その浸出液から微生物を検出することはありません。放置すると潰瘍は広がり、深部に達し、骨膜炎を合併してしまうこともあります。腸炎の活動性と連動して出現することもあれば、非活動期に出現することもあり、われわれも腸炎の寛解にもかかわらず出現した難治性の症例を経験しています。また、ストーマ造設後にその周辺皮膚にできた報告もあります。この病変はステロイド薬に反応して軽快するものが多く、潰瘍性大腸炎では白血球除去療法が有効であった報告もみられます。しかし、ステロイド抵抗性のものもみられ、ダプソン、レミケード®あるいは免疫調節薬が有効であった症例が報告されています。しかし、必ずしもステロイド、レミケード®あるいは免疫調節薬が有効であったとはいえず、いろいろな薬物療法を組み合わせての治療を行っている段階と言えましょう。ストーマ造

設周辺皮膚に出現したものは、ストーマを解除することでの改善が報告されています。　　　　　　　　　　（三浦総一郎）

Q95　クローン病の目への影響はどのようなものですか？

A.　眼疾患はクローン病の3～10％に合併するといわれていますが、当科（防衛医科大学校病院内科）での合併頻度も約3％でした。また、眼病変はおもに疾患の活動期に関節炎や結節性紅斑などの病変とともに出現することが多いことが知られています。

　頻度の高い合併疾患は、ぶどう膜炎、なかでも前部ぶどう膜炎（虹彩毛様体炎）で、急性の眼痛、視野の"ぼやけ"や"まぶしさ"、頭痛や結膜充血を主訴とします。当初から視力低下をともなうことは少ないようですが、二次性の緑内障をきたし急速に視力低下をきたすこともあるので注意が必要です。また、無症状の眼病変も相当数認められるといわれ、ぶどう膜炎を放置すると虹彩後癒着や緑内障を引き起こしてきますので、早期に治療を開始する必要があります。細隙灯顕微鏡で目の前房を観察すると診断がつきますので、無症状でもぜひ、眼科での目のチェックをお勧めします。治療はステロイド薬や散瞳薬の局所投与が有効ですが、免疫調節薬の内服を行うこともあります。

　もう一つの眼病変は上強膜炎で、これは強膜の強い充血を特徴とし、合併症の重症度としてはぶどう膜炎に比べると、より軽症といわれていますが、私は遭遇した経験がありません。これもステロイド薬の局所投与が有効といわれています。

　　　　　　　　　　　　　　　　　　　（三浦総一郎）

Q96　胆囊にはどのような影響がありますか？

A.　炎症性腸疾患においては、肝胆道疾患を合併することもまれではありません。おもな疾患として、脂肪肝、原発性硬化性胆管炎（PSC）、慢性の活動性肝炎（自己免疫性あるいは代謝性による）、そして胆石症の合併が挙げられます。

CD 合併症

　胆石症は、小腸大腸型クローン病や回結腸切除後の約30%に合併されるとされ、クローン病では回腸末端部の障害と関連して頻度の高い疾患です。胆石症の多くはコレステロール結石であり、これは胆汁酸のおもな吸収部位が回腸末端なので、回腸部に病変が存在するか、回腸末端を切除すると、胆汁酸の再吸収がうまくいかなくなるためです。その結果、胆汁中で相対的なコレステロールの増加が起こるわけです。症状や治療法に関しては通常の胆石症と変わりはありません。無症状な場合も多いので、回腸に病変のあるクローン病や腸管手術後の方は、定期的なエコー検査をお勧めします。

　炎症性腸疾患における胆道系の有名な合併症として、原発性硬化性胆管炎（PSC）があります。逆にPSCの原因の75%以上は炎症性腸疾患であるといわれますが、その合併頻度は潰瘍性大腸炎の方がクローン病より圧倒的に多く、約8倍以上とされています。潰瘍性大腸炎におけるPSC合併率は約2～5%と報告されており、男性が7割を占めます。無症状の時期があり、全身の皮膚掻痒感が出現し、やがて胆管炎や黄疸が出現するようになると、進行性に5～10年以内に肝硬変に移行していきます。肝臓内外の胆管の狭窄が病変の中心であり、胆汁うっ滞による胆管結石や胆管炎を繰り返すことになり、胆管がんや大腸がん（PSCの10～15%に発生）の合併率も高いといわれます。ウルソ®やコレスチラミンなどは対症療法にとどまりますので、肝移植が進行したPSCで唯一の最も効果的な治療法とされています。　　　　　（三浦総一郎）

腎臓結石

Q97 クローン病から腎臓結石になることがあるのでしょうか?

A. 炎症性腸疾患において、尿路結石の頻度は健常人に比べて2～3倍高まるとされています。とくにクローン病における合併率は高くなり、6～7%の合併率が報告されています。

　とくに、シュウ酸カルシウム結石は、小腸型や50cm以上回腸を切除したクローン病で、脂肪酸吸収障害にともなってみられる特異な合併症といえます。通常、摂取されたシュウ

酸塩は腸管でカルシウムと結合し、不溶性のシュウ酸カルシウムとして便中に排泄されます。しかし、脂肪下痢があると、吸収されないカルシウムが脂肪酸と結合してしまい、シュウ酸はナトリウムと結合し可溶性のシュウ酸塩となり、体内に吸収されてシュウ酸カルシウム結石を形成するというメカニズムです。

したがって、大腸からのシュウ酸塩吸収が保たれなければこれは生じないので、回腸人工肛門の造設術を施行した方ではこの合併はないはずですが、実際には尿pHの低下により、シュウ酸、尿酸結石の合併があります。また、回腸人工肛門造設では水分の喪失が起こりやすいので、尿の濃縮にともない、一般的に尿路結石、とくに尿酸結石の頻度が高まることが知られています。

クローン病では、その他の泌尿器系の合併症にも充分注意が必要です。ときに腸管病変が後腹膜に炎症波及することがあり、それによる尿管の狭窄や閉塞で水腎症を起こすことがあります。特に回盲部病変による右側の尿管障害に注意が必要です。また、腸管と尿路系、とくに尿管や膀胱との内瘻を形成することにより、尿路感染症を引き起こす原因となります。

(三浦総一郎)

Q98 その他の臓器にもクローン病は影響を与えるのですか？

その他の合併症

A. 肝臓に関しては前述しましたが、経過中に肝機能障害が比較的多くみられます。しかし、その多くは栄養障害からの回復期にみられる一過性の脂肪肝によるものがほとんどで、シリアスな肝障害はまれであると思います。

その他の臓器の合併症として重要なものは血管系の疾患であり、血栓症の合併による炎症性腸疾患の死亡も重症例ではみられるので、注意が必要です。下肢血栓性静脈炎は炎症性腸疾患の約5％にみられ、潰瘍性大腸炎とクローン病で合併頻度に差はみられません。とくに重症例では血小板数の増加と凝固能の亢進がみられ、潰瘍性大腸炎の重症例で第Ⅴ、第

Ⅷ凝固因子、フィブリノーゲンの上昇とアンチトロンビンⅢの減少が報告されています。また、長期間にわたるカテーテル留置は血栓症合併の頻度を高めますので、なるべく早く経腸栄養に移行すべきであると考えます。

その他の疾患として、クローン病に合併する腎アミロイドーシスが挙げられます。これは長期の慢性炎症の波及によると考えられますが治療抵抗性で腎不全に陥るやっかいな疾患です。炎症性腸疾患は病因に自己免疫が密接に関わっていると想定されており、実際に他の自己免疫疾患の合併がしばしば報告されています。硬化性胆管炎については先に述べましたが、その他に橋本病、高安病、全身性エリテマトーデスなどの合併症が登録されています。　　　　　　　（三浦総一郎）

糖尿病との兼合い

Q99 クローン病と糖尿病を患っています。どちらの食事療法を優先させたらいいでしょう？

A. クローン病の急性期には経静脈栄養や経腸栄養を施行する機会が増えると思いますが、まず原則として急性期にはクローン病の治療を優先して考えていくのが望ましいと思われます。すなわち必要な栄養補給は充分行って、経静脈栄養や経腸栄養剤は血糖値が上がりやすいのですが、その部分を糖尿病専門医に相談してインスリンなどでのコントロールをつけてもらう必要があります。特に、経腸栄養を行うと食後の血糖の変動が激しくなる可能性がありますので、血糖やインスリン分泌能を経時的にモニターして、個別にインスリンなどのコントロールメニューを決めてもらう個別管理の必要があると思います。糖尿病といってもインスリンの出ない1型とインスリン抵抗性の2型ではそのコントロールも異なるので、糖尿病専門医のアドバイスは是非に必要です。クローン病と糖尿病の合併は比較的まれですが、糖尿病があるからといって、急性期にカロリー制限を強くするのはあまり好ましいことではありません。

クローン病の寛解期においてどちらの食事療法を優先させたらいいかは難しい問題ですが、これもやはりインスリン分

泌や血糖の推移は個別に異なるために、一般的にこのカロリーでこのように摂取しなければならないということを一律に論じることはできません。したがって、現在の経腸栄養剤を含めた食事の摂取状況におけるモニタリングを行って、その結果に基づいて糖尿病専門医や栄養士さんとよく相談して、どのような食事療法を取り入れるか決定することをお勧めします。 　　　　　　　　　　　　　　　（三浦総一郎）

CD
Crohn's disease

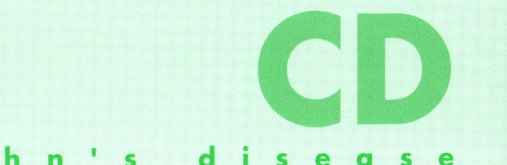

6

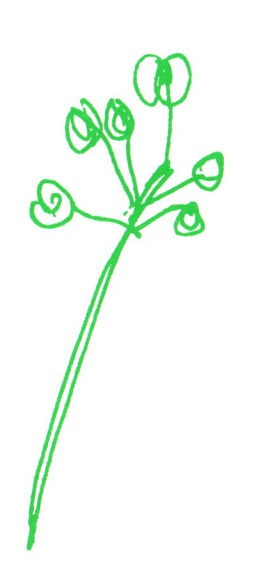

妊娠・出産

6 妊娠・出産

月経

Q100　女性の場合、クローン病は月経に影響がありますか？

A. クローン病が月経に影響するかどうかについて、一定の見解は得られていないのが現状です。経験的には、クローン病が寛解期にある場合、または活動期でも軽症の場合には、月経への影響はほとんどないものと思われます。

しかし、クローン病の活動性が高い場合、貧血が強い場合に、月経不順や月経がみられなくなってしまう患者さんも経験しています。このような患者さんの場合でも、治療によりクローン病の活動性が低くなると再び月経が正常に戻ることが多いようです。　　　　　（遠藤克哉、高橋成一、木内喜孝）

妊娠

Q101　女性の場合、妊娠に影響はありますか？

A. クローン病女性の妊娠能力（受胎能力）については、一定の見解は得られていないのが現状です。現在までのところでは、受胎能力の低下はないとする報告が多くみられます。また、クローン病が妊娠経過、胎児へ悪影響を及ぼすことは少ないと考えられています。しかし、クローン病の女性は、クローン病のない女性と比較すると、早産、流産、児の低出生体重などの確率が上がると報告されています。ですから、専門医のもとで妊娠経過を慎重に見守る必要があるといえるでしょう。また、クローン病の活動期には寛解期に比べて、早産、流産、児の低出生体重の確率が高まるともいわれていますので、なるべく寛解期に妊娠、出産することが望ましいと思われます。　　　　　（遠藤克哉、高橋成一、木内喜孝）

> **どうしてる？＋こうしてる！**
> 私の場合は、状態が悪いときには生理不順になりがちだったので、逆に生理がきちんと来ていれば体調がいいんだなという風に、バロメーターにしています。
> [M.T.]

男性不妊

Q102　男性不妊に影響はありますか？

A. クローン病男性に不妊症が多いという見解はありません。なお、クローン病治療薬の一つであるサラゾピリン®を内服中の男性では、精子の活動率が低下し、不妊の確率が上がる

ことが知られています。この精子の活動低下はサラゾピリン®内服を中止すると改善されますので、一時的なものです。サラゾピリン®の投与を中止してから約2カ月で、精子機能は回復するといわれています。なお、ペンタサ®ではこのような現象は起こりません。サラゾピリン®を内服されている男性の患者さんで妊娠を希望される場合には、ペンタサ®への変更または内服の中止が必要です。主治医に必ずご相談ください。

（遠藤克哉、高橋成一、木内喜孝）

Q103　病気がどのような状態のときに妊娠するのがいいのでしょうか？

妊娠の時期

A.　Q101でも述べましたが、クローン病活動期の妊娠では、流産、早産の確率が高くなるという報告もありますので、なるべく寛解期に妊娠するのが望ましいと思われます。筆者らの施設（東北大学病院）では、理想的には1年間寛解を保った状態で、計画的に妊娠することをお勧めしています。

また、Q106でも述べますが、クローン病治療薬の中には、妊娠中の内服により胎児に悪影響を及ぼす可能性のある薬剤が存在します。妊娠を希望する場合には、このような薬剤を中止する必要があります。（妊娠が発覚してからこれらの薬を中止するのではなく、妊娠前に計画的に中止しておく必要があります。）妊娠を希望される場合には、内服中の薬の内容を十分に確認し、主治医と相談してください。

（遠藤克哉、高橋成一、木内喜孝）

Q104　女性の場合、妊娠、出産で病気が悪化することはあるのでしょうか？

妊娠・出産の影響

A.　寛解期の妊娠であれば、妊娠によりクローン病が悪化することは少ないと考えられています。しかし、活動期の妊娠ではクローン病が悪化する確率が上がるとする報告もあります。クローン病の悪化を防ぐという観点からも、寛解期に妊娠をすることが望ましいと思われます。

（遠藤克哉、高橋成一、木内喜孝）

遺伝

Q105　クローン病は子どもに遺伝しますか？

A.　クローン病の原因はいまだ完全には解明されていません。これまでの研究から、遺伝要因、環境要因が複雑に関係しあって発症する疾患であることがわかっています。遺伝要因については、「この遺伝子に異常があると必ずクローン病になる」というような単一の遺伝子異常は発見されていません。したがって、親がクローン病であれば、児が必ずクローン病になるということはありえません。

しかし、クローン病の患者さんで多くみられる「遺伝子のパターン（遺伝子型）」がいくつか発見されています。たとえば、免疫反応に関与しているTNFSF15という遺伝子の中のある特定のパターンが、日本人のクローン病患者さんに多いことが最近解明されました。このような遺伝子のパターンは健常人にも85％の頻度でみられますが、クローン病の患者さんにはより多く（90％の頻度で）認められています。このような遺伝子パターンを持っていると、持っていない人に比べて、クローン病に少しだけかかりやすくなります。

ですから、遺伝病ではないので、お子さんにクローン病は遺伝しません。また、クローン病への「なりやすさ」に影響を与える遺伝子のパターンは遺伝する可能性がありますが、現実的には大きな影響はないと考えられています。

（遠藤克哉、高橋成一、木内喜孝）

妊娠と薬

Q106　妊娠中も薬を飲み続けなければならないのでしょうか？　その場合、薬は子どもに何か影響しますか？

A.　基本的には妊娠前も妊娠中もクローン病が落ち着いていることが、安全な出産を目指すうえで大切なポイントとなります。薬の投与は、クローン病の悪化を防ぐというメリットと、薬による胎児への悪影響というデメリットを天秤にかけて考え、必要最小限で行うことが基本原則となります。

胎児への悪影響を心配して、すべての薬を中止して妊娠し、妊娠中にクローン病が悪化してしまっては、妊娠経過に悪影響が出るかもしれません。反対に、あらゆる薬を飲み続けな

がら妊娠した場合には、胎児に悪影響が及ぶ可能性が出てきます。ですから、やみくもに薬の服用を恐れるのではなく、安全性の確認されている薬を必要最小限で上手に使いながら、妊娠中のクローン病の活動性をコントロールしていくことが大切です。どの薬をどれだけの量内服していればよいかは、専門的な判断が求められますので、決して自己判断せず、主治医とよく相談してください。以下に妊娠中のクローン病治療薬の安全性について述べます。

(1) 妊娠中のクローン病治療薬の安全性とFDA分類

米国食品薬品管理局(FDA：Food and Drug Administration)から、妊娠中の薬剤使用の安全性に関する基準が発表されています(表1)。このような基準を参考にして、妊娠中にはより安全性が高い薬を選択して治療することが基本となります。妊娠中によく用いられる安全性の高い薬としてはFDAカテゴリーBに分類されている5-ASA製剤(サラゾピリン®、ペンタサ®)が挙げられます。妊娠中の薬剤治療はこの5-ASAを中心に行われているのが現状です。レミケード®やヒュミラ®は妊娠初期～中期には比較的安全とされていますが、妊娠後期には中止すべきとされています。また、副腎皮質ステロイド(プレドニン®、プレドニゾロン)はFDAカテゴリーCであり、妊娠中のクローン病の活動性が高い患者さんに対

表1　主なクローン病治療薬の妊娠中の安全性基準(FDAによる危険度分類)

カテゴリー	意味	薬剤（商品名）
A	危険性はない。	
B	おそらく危険性はなく安全と考えられる。	5-ASA製剤（サラゾピリン®、ペンタサ®）
		インフリキシマブ（レミケード®）、アダリムマブ（ヒュミラ®）
		メトロニダゾール（フラジール®）
C	危険とも安全とも明確ではなく、有益性が危険性を上回ると判断した場合にのみ注意しながら投与する。	副腎皮質ステロイド（プレドニン®、プレドニゾロン）
		シクロスポリン（サンディミュン®、ネオーラル®）
		シプロフロキサシン（シプロキサン®）
D	基本的には投与禁止。	アザチオプリン（イムラン®）
		6-MP（ロイケリン®）
X	投与禁止。	サリドマイド

してやむを得ず用いられるケースが多いと思われます。可能であれば減量ないし中止するのが望ましい薬です。

(2) FDA分類は絶対なものではない

　FDA分類は米国で発表されているものです。FDA分類では安全とされる薬でも、日本では積極的には使われない薬も存在しますので、理解しておくことが重要です。他の報告で安全性が十分に確認されていないと考えられるものや、催奇形性がヒトでは確認されていないものの動物実験レベルで確認されているもの、日本で妊娠中に投与した経験が少ないものなどがそれに該当します。たとえば、フラジール®はFDAではカテゴリーBで比較的安全とされていますが、動物実験レベルで催奇形性の報告があるため、私共の施設（東北大学病院）では妊娠中には投与していません。特に妊娠初期には中止すべきと考えたほうがよいでしょう。これらの薬の安全性については、医療従事者間でも意見の分かれるところがあるのが現状と思われます。やはり、主治医と十分に相談のうえ、各種の薬を上手に使いながら、妊娠中のクローン病の悪化を防ぐことが大切といえるでしょう。

(3) 成分栄養剤について

　先述のFDAカテゴリーでの分類には記載されていない重要なクローン病治療薬として、成分栄養剤（エレンタール®）があります。成分栄養剤（エレンタール®）は妊娠前および妊娠初期（主に妊娠3カ月まで）に内服する場合には過剰投与に注意する必要があります。その理由は、成分栄養剤（エレンタール®）の中に含まれるビタミンAを過剰に摂取すると、児の先天奇形の発生リスクが高まる可能性があるからです。（妊娠前3カ月から妊娠初期3カ月までの間にビタミンAを1日10000IU以上摂取した女性から出生した児に奇形が増加したとする海外の報告があり、それに基づいた見解です。）一般的に妊娠初期には成分栄養剤（エレンタール®）によるビタミンAの摂取は1日5000IU未満に留めることが必要とされて

います。具体的にはエレンタール®1袋（80g／300kcal）には、レチノール（ビタミンAの成分の一種）は648IU含まれていますので、計算上は1日6袋程度までは問題ないと思われます。しかし、食事と併用されている患者さんや、ビタミンのサプリメントを内服している患者さんなど、成分栄養剤以外からのビタミンAの摂取が加わる場合には、過剰摂取には特に注意が必要です。また、ビタミンAの吸収量、消費量、体内の蓄積量などは個人によって差があると思われます。妊娠中の適切な成分栄養剤の内服量については、主治医とよく相談してください。　　　　　　　　（遠藤克哉、高橋成一、木内喜孝）

Q107 妊娠中の食事で特に気をつけた方がいいことはありますか？

妊娠中の食事

A. 病態が落ち着いていれば、神経質になる必要はありません。いつもの食事療法に基づいて食事をしてください。妊娠中の栄養付加量は表2参照、およびとくに注意が必要な栄養素は下記の通りです。

(1) **鉄**

　胎内にある鉄の役割はほとんど呼吸に関するものなので、貧血を放置すると組織内の酸素不足、微弱陣痛、乳汁分泌不足、不定愁訴などに影響すると報告されています。

　また、鉄は母乳に移行しないので、母乳栄養を希望するお母さんは新生児が貯蔵鉄をたくさん持って生まれてくるように、妊娠期の鉄補給が大切となります。

表2　妊産婦の1日の栄養所要量　（生活レベルⅠ）18～29歳

栄養素	非妊娠時	妊婦（初期）	妊婦（中期）	妊婦（末期）	授乳婦
エネルギー（kcal）	+1700	+50	+250	+450	+350
たんぱく質（g）	+50	+0	+5	+25	+20
脂質	20以上30未満	20以上30未満	20以上30未満	20以上30未満	20以上30未満
ビタミンA（μgRE）	+650	+0	+0	+80	+450
葉酸（μg）	+240	+240	+240	+240	+100
カルシウム（mg）	+650	+0	+0	+0	+0
鉄（mg）	+10.5	+2.5	+15.0	+15.0	+2.5
亜鉛（mg）	+9	+2	+2	+2	+3

日本人の食事摂取基準（2010年版）による。
脂質は、総脂質の総エネルギーに占める割合（脂肪エネルギー比率）。

CD 妊娠・出産

ビタミンA　ビタミンAは近年、ビタミンA効力（国際単位：IU）表示に代わって、レチノール当量（μgRE）表示に移行しつつあります。

また、日本人の食事摂取基準2005年版の改訂に伴い、上限量も変更されています。

回腸に病変があるクローン病の場合は、脂肪、脂溶性ビタミンの吸収障害があるため、ビタミンAの過剰摂取は少ないと考えられます。

(2) ビタミンA

妊娠前3カ月と前半期3カ月は、特に**ビタミンA**の過剰摂取に注意が必要です。妊婦の上限量は胎児奇形をもたらさない3000μgRE／日とされています。たとえば、鶏レバー（100g中14000μgRE）、豚レバー（同13000μgRE）、牛レバー（同1100μgRE）、銀ダラ（同1100μgRE）、アンコウの肝（同8300μgRE）などはビタミンAを多く含むので、摂りすぎには注意しましょう。特にレバーは鉄分摂取のために多く摂りがちなので、注意が必要です。また、クローン病では治療上、経腸栄養剤を併用することが多く、経腸栄養剤のビタミンAも考慮する必要があります。

(3) 葉酸

葉酸欠乏症では巨赤芽球性貧血が知られていますが、神経管の発育不全による二分脊椎症、無脳症等の神経管障害などの発生も報告されています。

(4) 塩分

食塩摂取量と血圧との間に相関関係があることから、妊娠高血圧症候群（妊娠中毒症）を予防するために、食塩として10g未満／日を目標としましょう。

(5) 水銀

一部の魚介類では食物連鎖等によりメチル水銀が蓄積することにより、胎児に影響を及ぼす恐れがあるとして、魚介類の摂食について注意することが望ましいとされています。具体的には、メカジキ、キンメダイについては1回80gとして週に1回まで（普段口にすることはあまりありませんが、バンドウイルカは1回80gとして2カ月に1回まで、キダイ、マカジキ、ミナミマグロ、ユメカサゴ、クロムツは80gとして週に2回まで）としましょう。授乳中のリスクは低いと考えられ、授乳中の母親については今回の注意の対象からは除外されています。

妊娠中、特に注意が必要な状態は下記の通りです。

(1) 便秘症

妊婦の便秘は、ホルモンの増加によって腸管の平滑筋の運

動が低下したり、腹圧が低下することにより起こりやすくなります。

便秘予防として、
① 排便の習慣をつける
② 食物繊維を十分に摂る
③ 水分を十分に摂る（2000～2500ml／日）
④ 腸内環境の正常化に有効な食品を摂る
⑤ ストレスを解消する

などに注意しましょう。

(2) **悪阻**（つわり）

悪阻があるときは、食事療法の基本にこだわらず、食べられるものを食べてかまいません。ポイントは、
① 好きなものを、食べたい時間に、少量食べる
② 空腹にならないように、手軽に食べられるものを用意して少量ずつ食べる
③ 冷たくするなど食べやすいように調理を工夫する
④ 酸味の多いさっぱりとした食事にする
⑤ 水分の十分な補給
⑥ ビタミン・ミネラルの補給

を心がけましょう。食後は十分に休息をとることも大切です。

(3) **妊娠高血圧症候群**

妊娠高血圧症候群（以前の妊娠中毒症）の場合はエネルギー、たんぱく質、塩分などの制限が必要になるため、主治医や栄養士とよく相談しましょう。　　　　　（斎藤恵子）

Q108　妊娠中に再燃してしまいました。どのような治療をするのでしょうか？

妊娠中の再燃

A. 妊娠中の再燃に対しても、基本的には通常時と同様の治療が行われるのが一般的です。ただし、Q106でも述べたように薬の安全性については十分に考慮した上で投与を行います。薬による治療以外として、経腸栄養療法や完全中心静脈栄養療法などの栄養療法を行う場合もあります。栄養障害は胎児の発育に悪影響を及ぼすおそれがあるため、栄養状態を

よい状態に保つことは重要です。食事摂取が十分でないケースや、クローン病の悪化で栄養状態が不良なケースでは、栄養療法が考慮されます。また、妊娠中に腸閉塞、腸穿孔などをきたした場合には、母体の生命の安全性を最優先し、手術を行います。　　　　　　　　　　（遠藤克哉、髙橋成一、木内喜孝）

妊娠中の検査

Q109　妊娠中にクローン病の検査を行うのは安全ですか？

A.

(1) 妊娠中にも安全に行われる検査

妊娠中にも安全に行える検査としては、採血、尿検査、超音波（エコー）検査、MRI検査などがあります。妊娠中には主にこれらの検査を組み合わせてクローン病の状態を把握していきます。

(2) 大腸内視鏡検査

大腸内視鏡検査は妊娠中に試行しても問題ないとされていますが、内視鏡による腸への刺激が、子宮の収縮を促し早産をきたすおそれも考えられるため、必要な場合にのみ慎重に行うのが原則とされています。現実的には、私共の施設（東北大学病院）では安全性を最優先し、妊娠中の内視鏡検査はほとんど行っていません。病状把握に必要不可欠と判断される場合にのみ、直腸またはS状結腸までの短時間の観察にとどめています。

(3) 放射線検査

レントゲン検査や、小腸造影、大腸造影、CT検査など放射線を用いた検査は、胎児への催奇形性のリスクを考慮し、腸管穿孔などで緊急手術が必要な場合や、母体の生命が危険にさらされているような緊急時以外には基本的には行いません。　　　　　　　　　　（遠藤克哉、髙橋成一、木内喜孝）

出産

Q110　出産にあたってはどのような点に注意したらいいでしょうか？

A.　出産に関しても、クローン病のない健常人とほぼ同様に

行われています。ただし、いくつかの注意点があります。

(1) **どのような病院で出産するのがよいか？**

原則的には、クローン病の活動性の有無にかかわらず、クローン病専門医、産婦人科医のそろった総合病院で出産することが望まれます。クローン病がきわめて安定していると判断される場合には主治医と相談して、市中の個人医院など、小規模の産婦人科医院での出産も可能な場合があります。しかし、その場合にも、クローン病の状態、治療内容、手術歴の有無などの情報が担当の産婦人科医に十分に伝わっていることが必須です。主治医に相談のうえ、どのような病院での出産が妥当かをよくご相談下さい。

(2) **経腟分娩（普通分娩）か帝王切開か？**

活動性の肛門病変のある患者さんの場合には、経腟分娩によって、会陰部の裂傷から肛門病変が悪化したり、肛門腟瘻が発生するケースがあることが知られています。このようなケースでは計画的な帝王切開分娩が安全です。主治医と事前に相談してください。　　　（遠藤克哉、高橋成一、木内喜孝）

Q111　授乳中も薬を飲み続けるのですか？ それは安全なのでしょうか？

授乳時の薬

A. 授乳中の薬の安全性についての一覧表を示します（表3）。基本的に授乳中には可能であれば内服は中止することが望ましいと考えられます。クローン病活動期の患者さんや、容易に再燃するおそれのある患者さんに対しては、安全性の高い内服薬を選択し、内服していただきます。5-ASA製剤のうち、サラゾピリン®は授乳中での安全性が比較的高い薬で授乳中にも用いられます。ペンタサ®は、乳汁中に少量移行するといわれていますが、乳児への大きな有害作用はないとされ、授乳中の内服は問題ないとする見解が多いです。まれにアレルギー反応の一種と考えられる下痢の報告があるため、乳児に高度の下痢が現れるような場合は中止すべきと考えられます。副腎皮質ステロイドもごく少量乳汁中に移行しますが、乳児への影響はほとんどないといわれています。なお、極力

表3　授乳中のクローン病治療薬の安全性

比較的安全とされている	5-ASA製剤（ペンタサ®、サラゾピリン®）
	インフリキシマブ（レミケード®）、アダリムマブ（ヒュミラ®）
	副腎皮質ステロイド（プレドニン®）
避けるべき	メトロニダゾール（フラジール®）
	アザチオプリン（イムラン®）
	6-MP（ロイケリン®）
禁止	シクロスポリン（サンディミュン®、ネオーラル®）
	サリドマイド

　乳汁中への移行を防ぐため、ステロイド内服後4時間以上あけてからの授乳が望ましいともいわれています。レミケード®やヒュミラ®は授乳中も比較的安全とされています。

　その他の薬については、授乳中には基本的に投与を避けるべきと思われます。イムラン®、ロイケリン®は安全性に関するデータが少ないのが現状です。サンディミュン®、ネオーラル®などの免疫調整剤は授乳中には禁止すべき薬剤なので注意してください。これらの薬剤が中止できない場合には、逆に内服は継続し、授乳を控えるという選択肢もありますので、自己判断をせず、主治医とよく相談して内服薬を選択する必要があります。　　　　（遠藤克哉、高橋成一、木内喜孝）

子育て

Q112　育児をサポートする制度はありますか？また、育児にまつわるアドバイスをお願いします。

A.　クローン病の方に限ったサポートではありませんが、育児を支援するための制度や機関が自治体ごとにあります。料金や空き状況などは各市区町村の窓口にご確認ください。またこの他に民間団体による支援制度も多数あります。元気に楽しく子育てするために、どうぞ上手に活用してみてください。

●保育所

　病気等によって0歳から就学前のお子さんを保育することができない場合、預かって保育をしてくれます。

・保育時間……原則11時間（概ね7時から18時まで）ですが、保育所によって延長保育、夜間保育、休日保育、一時保育、

病後児保育、障害児保育などを行っているところもあります。

● **家庭的保育事業**
　仕事等により家庭で保育することができない3歳未満のお子さんに対しての支援制度です。少人数制で家庭的な環境での異年齢保育です。**家庭的保育者**の自宅や市区町村で認めた保育室にて行われます。
・保育時間……保育室は概ね9時から17時まで。

> 家庭的保育者　保育士、教員などの資格を持ち、市区町村から認定を受けた方。

● **学童クラブ**
　仕事等により放課後帰宅しても家に誰もいない、概ね小学1年生から3年生のお子さんを預かり、学習や遊びを援助してくれます。
・利用時間……平日は下校時から概ね18時まで。また土曜日の実施の有無や時間、学校休業期間中についての対応は市区町村によって異なります。

● **相談機関**
⑴ **子ども家庭支援センター**
　18歳までのお子さんに関するあらゆる相談に応じてくれ、必要なサービスを提供する機関です。ご自分の管轄センターについては市区町村の子ども担当課にお問い合わせください。
⑵ **ファミリー・サポート・センター**
　育児の支援を受けたい人と手助けを行いたい人が会員となり育児について助け合う会員組織です。設立・運営は市区町村になりますのでお問い合わせください。　　　（柿沼佳美）

column　どうしてる？こうしてる！　クローン病を抱えながらの妊娠・出産体験記

　妊娠がわかってから、薬はエレンタール®3パック、ペンタサ®9錠として出産まで同量を服用しました。3カ月頃からつわりの症状も安定し、食欲と多くの意欲があり、クローン病のことは忘れそうになるくらいでした。8カ月頃に腰痛と貧血に悩まされましたが、大きな問題もなく無事出産を終えることができ、産後の状態も良いものでした。

　しかし退院後、自宅で子育てを始めると、昼夜を問わない授乳と子供の体調を心配するあまり、極度の下痢と脱水症状を起こして病院で点滴を受けることになりました。その後も腹痛、下痢の症状が続いたため、食事を中断し可能な限りエレンタール®を経管で摂取することで対応しました。

　生後5カ月目、夜中の授乳がなくなって朝まで寝ることができるようになると症状は改善されましたが、今考えると、「夫の仕事中は、すべて一人でやらなくてはならない」というプレッシャーも大きかったと思います。

●これから出産される方に

　今後出産を予定される方には、近くの乳児院や保育園が生後いつから何時間利用できるか、またさまざまな悩みを相談できる場所も考慮しておくとさらにいいと思います。つらいときは抱え込まず、周りの家族、友人、公的機関に協力していただくことも肝要です。備えを万全にして出産に望むことが、その後の有意義な子育てライフを送るために大切なポイントだと思います。

　私の場合は、妊娠を望んでからしばらく子供ができない期間があり、産婦人科にお世話になりながらの妊娠でしたが、"それら"があったからこそ、今の生活がありがたく思えるのです。

　健康な方でも出産、育児は大変なことと聞きます。持病をもちながらの出産は多くの心配事を抱きがちですが、必要以上に悲観的にならず授かったことに感謝する、そんな気持ちで出産・育児ができたら素敵だと思います。持病をもちながらの育児を感慨し、のびのびと育児ができるよう、頑張りましょう。

（坂本裕子）

CD
Crohn's disease

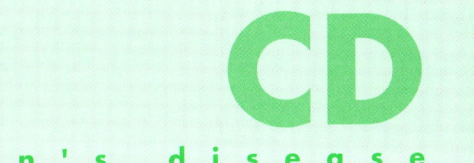

7

病気と上手に
つきあいましょう

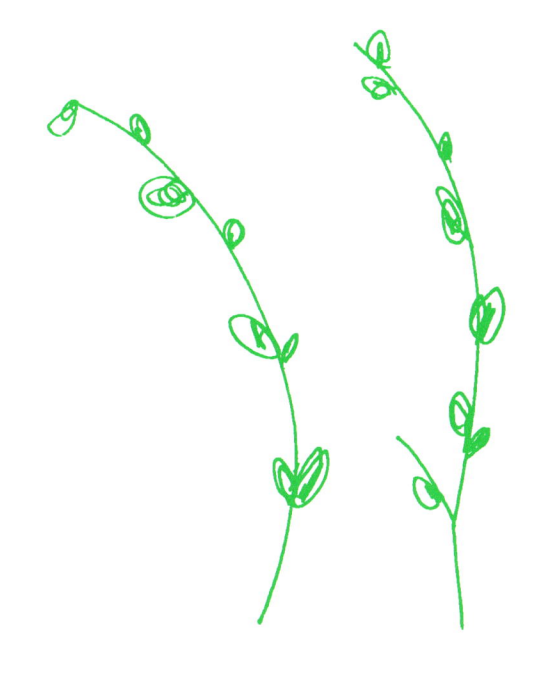

7-1 日常生活の注意点

病院の選び方

Q113 寛解期にも専門病院にかかったほうがいいのでしょうか?

A. 欧米では寛解期とは、臨床症状がなく、CDAI（Crohn's Disease Activity Index、クローン病活動指数）値150以下で、血液のCRP値が正常であるとしています。参考までに、CDAIが150～220までが軽症、220～300までが中等症、300～450までが重症、450以上が激症とします。日本では、厚生労働省特定疾患治療研究事業ではIOIBDスコアとCRP値や赤血球沈降速度（血沈）で判定しています。

IOIBDスコアとは、
① 腹痛
② 1日6回以上の下痢あるいは粘血便
③ 肛門部病変
④ 瘻孔
⑤ その他の合併症
⑥ 腹部腫瘤
⑦ 体重減少
⑧ 38℃以上の発熱
⑨ 腹部圧痛
⑩ 血色素量（ヘモグロビン）10g/dl以下

を1点にして計算し、10項目中2項目以上ある場合を活動期、1項目以下で赤血球沈降速度やCRP値が正常の場合を寛解期とします。

したがって、寛解期といっても病気が完全に治った状態というわけではありません。クローン病は病変が消化管壁全層の病気ですので、内視鏡検査やレントゲン検査でも本当に病気が治っているかどうか判断するのは困難です。ときには、腹部CT検査やMRI検査も必要になります。以上のことにより、過去のデータからこの辺の数値で妥協しようとした基準です。このようなことを考慮しますと、クローン病患者さん

を多く診ている医師に診てもらうほうがよいと思います。最近、診療所の医師でもIBDに経験のある方が増えてきました。ですから、病院単位の考え方ではなく、IBD診療経験医師に診てもらうのがよいでしょう。クローン病は症状がなくても病気が進行していることがあります。内視鏡検査やレントゲン検査、あるいは赤血球沈降速度（血沈）やCRP値だけでは病気の進行が見落とされることがあります。腹部の触診、肛門部の診察、ときには腹部CT検査、あるいはMRI検査が必要になることがあります。受診に時間がかかる場所でしたら、専門病院とよく連絡がつく病診連携の消化器医に診てもらうのがよいでしょう。　　　　　　　　　　　　　　（朝倉　均）

Q114 下痢が続いており、トイレが間に合わず下着を汚してしまうことがあります。何かよい対処法はありますか？

下痢

A. クローン病患者さんの約70％に下痢がみられます。クローン病の下痢は軽い軟便、泥状便などから多量な水様便までさまざまです。ときに、夜間にも下痢がみられます。しかし、下血は潰瘍性大腸炎と比べると少なく、約30％にみられます。クローン病の下血は大腸型によくみられますが、ときに大量下血は回腸に病変がある場合にもみられます。

　クローン病の下痢はさまざまな因子で起きます。小腸に病変がある場合は、小腸性下痢といって水様性下痢で水分を多く含み、量の多い下痢です。しかし、ときに大腸の水分吸収能がよいと、また小腸に狭窄があると、逆に便秘をきたすこともあります。一方、大腸の下痢は量が少ないのですが、しぶり腹のように粘液や血液などが混ざった泥状便を呈することもあります。

　小腸に病変があると、小腸内での水分の吸収が悪くなる、腸壁内から水分と蛋白が腸管内に失われる（タンパク漏出性腸症といいます）、回腸で吸収されるはずの胆汁酸が吸収されずに大腸に行って大腸を刺激してしまう胆汁酸性下痢、また吸収不良症候群をきたす、腸切除による短腸症候群による

どうしてる？こうしてる！

できるだけウォシュレット付きのトイレに入るようにしています。でも、付いていない場合のために小さく切ったガーゼを持ち歩いて、濡らして拭くようにしています。[M.T.]

CD 病気とつきあう
日常生活の注意点

下痢、腸狭窄による腸内容物のうっ滞による腸内細菌異常増殖による下痢、などのさまざまな因子で大量の水様便をきたすことがあり、トイレに間に合いません。また、乳糖不耐症や成分栄養でも下痢をきたします。さらに、大腸では直腸やS状結腸に病変があると、いつもこれが腸粘膜を刺激して、排便感を亢進させます（これをしぶり腹といいます）。

以上により、クローン病の下痢を改善する一番の方法は病変を改善する治療が第一優先になります。下痢を止める薬には、基本的にはロペラミド塩酸塩（ロペミン®）などの腸の分泌をおもに抑える薬物、抗コリン薬のように腸の分泌と腸の運動（蠕動といいます）を抑えて下痢を軽くする薬（セスデン®、ダイピン®）や選択的ムスカリン受容体拮抗薬（チアトン®）、自律神経を介して分泌と蠕動を押さえる麻薬系の薬（アヘンチンキ®、塩酸アヘンアルカロイド製剤）があります。また、食事をするとすぐに排便感が出るような過敏性腸症候群のような状態には食前に胃粘膜を麻酔する薬（ストロカイン®）などを服用します。担当医とよくご相談下さい。

また、介護用品を販売しているコーナーに行きますと、漏れてもカバーできる下着を販売しています。　　　　（朝倉 均）

トイレの不安

どうしてる？ こうしてる！

節制の多い病気なので、とにかく一人で抱え込まないように心がけています。家族、友人、同僚などに話してみると、自分が思っているほど重たく受けとめずにアドバイスをくれたり。そういうことが一番ありがたく感じます。[H.T.]

Q115 トイレがないと不安で遠出ができません。精神的なものと分かっているのですが、何かよい対処法やアドバイスはありませんか？

A. 下痢をきたす疾患を持っている方は、いつ便意をもよおすかと心配になるでしょう。一方、クローン病の人がトイレに行かないということは、病状が安定して腸粘膜の再生がうまくいったか、腸が狭窄を起こして腸内容が通過できない場合とが考えられます。質問者の問いは多分前者のことと思います。

病気の主因に精神的なものが関与する腸の機能性の病気に過敏性腸症候群があります。そのような患者さんが訴える内容に、トイレのことで不安になるということがあります。そのような人は駅のどこそこにトイレがあるかを認識して、そ

れを心の支えにして遠出する人がいます。質問者の言うように、精神的なものです。

　クローン病患者さんでは、潰瘍性大腸炎の患者さんほどそのような訴えをする人は少ないようです。したがって、下痢の回数が多い場合は治療法が奏効していない場合か、下痢に対する薬物治療が不十分な場合か、成分栄養が体に合わない場合などが考えられます。下痢を止めるにはQ114のように下痢止めがありますが、クローン病自体の治療法を再検討してもらった方がよいでしょう。

　また、便秘がちの人は軽い塩類下剤である酸化マグネシウム（カマ®0.7〜1.2g／日）を処方してもらうと、便通がつくでしょう。排便後、ゆったりと遠出するのもよいでしょう。そのほか、自律訓練法（心身症科）か、精神安定薬を服用して、自分の体に自信を持たせること（自己暗示）が大事です。

（朝倉 均）

Q116 また下痢をすると嫌なので、なるべく水分を摂らないようにしていますが、大丈夫でしょうか？またどのような食事を心がけたらいいでしょうか？

下痢と水分

A.　水分を摂ると下痢になってしまうのでは？　と思い、水分摂取を控えている方は多いようです。しかし、水様便が頻回にある状態では、通常よりもたくさんの水分や電解質が体から失われています。こうした状態が続くと脱水症（だっすいしょう）が心配になります。脱水の症状はのどが渇く、唇が乾燥する、目がくぼむ、疲労感が強くなる、気力がなくなる、体力が消耗する、尿量が減少する、尿の色が濃くなる、体重が減少するなどです。またNa（ナトリウム）、K（カリウム）、Mg（マグネシウム）といった電解質の欠乏にも注意が必要です。

　水分を摂取するときには、水、お茶などのほか、塩分と糖分、カリウムの補給が大切です。具体的にはスポーツドリンク、味噌汁、野菜スープ、野菜ジュース、昆布茶、刺激の少ない果汁（りんごジュース、桃ジュース、洋梨ジュース）などがよいでしょう。のどが渇いたと感じたら、少量ずつこま

めに飲むことがポイントです。冷たすぎるもの、熱すぎるものは腸管の蠕動運動を亢進させるので控えましょう。また、ゼリーや果物、雑炊、麺類、シチュー類、卵豆腐など水分が多い食品やメニューもお勧めです。

上記のことに気をつけて水分摂取をしても症状が改善しない場合は、**経口補水飲料**を摂ってみましょう。

便の状態を整えることも大切です。水溶性食物繊維は、水分を吸収しながら腸内をゆっくり移動し、ゼリー状に固める作用がありますので、便が有形化し排便回数の減少がみられます。水溶性食物繊維の多いりんご、バナナ、桃などを摂ってみて、効果がみられない場合は、市販の水溶性食物繊維（サンファイバー、ヘルッシュ®ファイバー、イサゴール®、イー・ディー・エフ等）を試してみるとよいでしょう。

また米飯、餅、うどん、パン、パスタ、芋類などの炭水化物も便性を整える効果があります。主食を中心とした脂質の少ないメニューでしばらく様子をみるようにしましょう。

（斎藤恵子）

経口補水飲料 水と電解質を多量に、速やかに補給しなければならないときに、口から飲む飲料のこと。市販のスポーツドリンクよりも多量に電解質を含んでいる。具体的にはP.70参照。

よいときの食事

Q117 状態のいいときにはどのようなものを食べたらいいでしょうか？

A. クローン病では、体調の良いときでも、必要エネルギーの半分量を成分栄養剤から摂取したほうがより良い状態を保つことがわかっています。また、クローン病の患者さんでは1日の脂質の摂取量が30gを超えると再燃率が高くなることが明らかになっていますので、脂質の量には注意が必要です。

食事は、状態が良ければ少しずつ新しい食品やメニューにチャレンジしてみましょう。一度にたくさんの種類の食品やメニューを試したのでは、どれが体に合っていて、どれがダメなのかがわからなくなるので、できれば1種類ずつ試していくとよいでしょう。

腸内環境を整えると排便状態や回数の減少、腹部膨満感の改善、排ガスの減少など、症状の改善だけでなく寛解維持効果が期待できます（クローン病ではまだ明らかにはなってい

どうしてる？こうしてる！

私は1週間の食事の脂質の帳尻を合わせるようにしています。どうしても家族で外食したいという日の前後は食事を減らしてエレンタールを増やしたり。そうすることで、自分の体調管理と満足感をどちらも叶えられるようにしています。[K.S.]

ませんが）。ご自分にあった乳酸菌やビフィズス菌を摂取して腸内環境の改善を心がけましょう。　　　　（斎藤恵子）

Q118　状態の悪いときにはどのようなものを食べたらいいでしょうか？

悪いときの食事

A． 状態が悪いときには、低脂肪、低残渣（ていざんさ）、消化のよい食事をこころがけましょう。水分が多いものやのど越しのよい食事が食べやすいと思います（P.166〜173状態の悪いときの食事参照）。市販のゼリー飲料でエネルギー補給をしたり、成分栄養剤や半消化態栄養剤を増やすのもよい方法です。

狭窄（きょうさく）がある状態では、一度に食べる量を少なくし、回数を多くしましょう。非水溶性食物繊維の多い食品や、消化の悪いたんぱく質は控えたほうが無難です。　　（斎藤恵子）

Q119　手術をして退院直後には、どのようなものを食べたらいいでしょうか？

術後の食事

A． 術後しばらくは退院時と同じような消化のよい食事にしておくとよいでしょう。主食は米飯にするとエネルギー量が増えるので体力も早期に回復するでしょう。また便性も改善します。

まれにですが、術後に癒着（ゆちゃく）などによりイレウス（腸閉塞（ちょうへいそく））の症状が起きる場合がありますので、体調が良いからといって暴飲暴食しないよう注意しましょう。

人工肛門を造設する手術を受けた方は、Q59を参照してください。　　　　　　　　　　　　　　　　（斎藤恵子）

Q120　クローン病で不足しがちな栄養はありますか？　それを補うサプリメントがあったら教えてください。

不足しがちな栄養

A． 小腸型や大腸型でも病変が広範囲にある場合では、食事摂取量の減少、必要量の増加、吸収不良、腸管からの漏出などにより体重減少、**PEM**、貧血だけでなく、電解質、微量元素、ビタミン欠乏症もよくみられます（消化管と栄養素の吸収については図1参照）。

PEM Protein Energy Malnutritionの略。たんぱく、エネルギー不良状態、つまり低栄養の状態のこと。

図1 消化管と栄養素の吸収

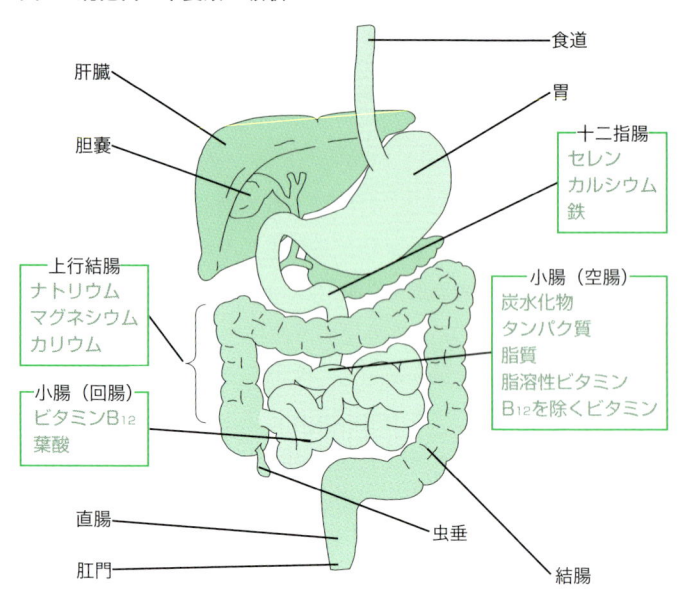

- 食道
- 肝臓
- 胃
- 胆嚢
- 十二指腸：セレン、カルシウム、鉄
- 上行結腸：ナトリウム、マグネシウム、カリウム
- 小腸（空腸）：炭水化物、タンパク質、脂質、脂溶性ビタミン、B_{12}を除くビタミン
- 小腸（回腸）：ビタミンB_{12}、葉酸
- 直腸
- 虫垂
- 肛門
- 結腸

> **どうしてる？こうしてる！**
> 状態の良くないときは、エレンタールを経管で摂っていました。そこに鉄分などを混ぜて、知らず知らずのうちにミネラルを摂取したりもできるので便利です。
> [H.T.]

●脂溶性ビタミン（ビタミンA、D、E、K）

　脂溶性ビタミンは脂質とともに吸収されるため、脂肪をほとんど含まない食事が続いたり、脂肪の吸収障害があるときには脂溶性ビタミンの吸収も低下します。その中でもビタミンKは腸内細菌によって産生されるため、腸内環境の悪化によっても欠乏症となりやすいので注意が必要です。

●水溶性ビタミン（ビタミンB_{12}、葉酸）

　ビタミンB_{12}（コバラミン）の欠乏症の原因は、回腸末端での腸内細菌の異常発生、吸収障害、あるいはビタミンB_{12}が動物性食品に広く分布しているため、厳しい食事指導や極端な食事制限によって起こると考えられます。

　葉酸は正常な造血作用に重要であり、また成長・妊娠の維持にも必要です。葉酸欠乏症では巨赤芽球性貧血となり、最近では受胎前後の欠乏による神経管の発育不全による二分脊椎症、無脳症の発生が報告されています。葉酸欠乏症の原因として、摂取不足、需要量増大、喪失増加、サラゾピリン®による吸収抑制などが考えられます。

●ミネラル（鉄、亜鉛、セレン、カルシウム）

　鉄は赤血球のヘモグロビンと結合し、肺からの酸素を各組織に運搬してエネルギー産生に関与しています。不足すると組織への酸素の供給が減り、貧血になり疲れやくなったり、乳児では発育が遅れるなどの症状がみられます。鉄欠乏症の原因として、鉄の摂取不足、出血などによる喪失、吸収障害、炎症が考えられます。

　亜鉛は、慢性の炎症にともなう消耗、下痢による喪失、障害された腸管からの吸収障害により低下しやすくなります。亜鉛欠乏では皮膚炎、味覚低下、食欲低下をきたしやすく、また創傷治癒遅延、免疫能の低下などになりやすいので、十分な補給が必要です。

　セレンは、通常の食事を摂取している場合では不足することのない栄養素ですが、微量元素製剤や成分栄養剤にはほとんど含まれていないため、中心静脈栄養や成分栄養剤のみで長期間管理が必要な場合には注意が必要です。欠乏症状は、爪の白色化、筋肉痛、筋力低下、不整脈・頻脈などの心筋症等が報告されています。

　カルシウムは、長期にわたって摂取量または吸収量が不足すると、骨量の減少が起こります。乳糖不耐症による乳製品の摂取不足やステロイド剤の多用による吸収不良が原因で、骨量の低下をきたしている場合があります。

　こうした不足する栄養素を補うことを目的としたサプリメントは、栄養機能食品が適しています。これには規格基準の上・下限値、栄養素機能表示・注意喚起表示が定められています（現行では12種類のビタミンと5種類のミネラル）。日本健康・栄養食品協会認定のもの（**JHFAマーク**が付いているもの）は安全性が認められています。　　　　　　（斎藤恵子）

JHFAマーク

Q121　食べないほうがいいものはありますか？牛乳は飲んでもいいのですか？

避けるべき食品

A.　基本的に一口も食べてはいけない食品はないと思います。食事療法は、「制限」ばかりするのではなく、「適量」を

食べることであり、「自分の体に合った食事を摂る」ことです。パンフレット等に載っている食事の注意点についても、あくまでも参考であり、正しい食事というわけではありません。

脂質の多いものや刺激の強いものは少量にしたり、それらのものを食べたら次の食事や次の日に調整するなど、柔軟に考えましょう。1食1食完璧な食事や1日で完璧な食事を目指しても長続きしないので、2〜3日でプラスマイナス0にするようにしましょう。

食べてはいけないものを食べてしまった……と思うと精神的にもつらくなります。脂質の多いものを食べたら、次の食事は、脂質が少なくておいしいメニュー何にしよう？ と考えた方が楽しくありませんか？

また、自分にごほうびをあげることも大切です。好きなものを気にせず食べる日や例外の日を上手に作って、食事療法を長続きさせて下さい。

牛乳を制限してきた経緯は、脂質の量、乳糖不耐症、そしてたんぱく質に対するアレルギーなどが考えられるからです。牛乳を飲んでも問題なければ、飲んでもいいと思います。脂質を少なくするためには低脂肪牛乳がお勧めです。乳糖不耐症の方は乳糖の少ない牛乳か、温めて飲むとよいでしょう。

（斎藤恵子）

> **どうしてる？ + こうしてる！**
> 栄養指導を受けたり、試しに食べてみることで、食べていいもの／悪いものの自分なりのセンサーが働くようになったような気がします。繊維質の多いものは自動的によけていたり。だんだん分かってくるものだと思います。[K.S.]

お酒・たばこ

Q122　お酒は飲んでもいいのでしょうか？喫煙はクローン病にもよくないのでしょうか？

A. 一般に、お酒は日本酒に換算して0.5〜1合が体に一番よい量と考えられています。これは血液循環を良くし、善玉のHDLコレステロールを増やし、またストレス解消に役立つからです。

クローン病に関しては、疫学データからはアルコールがクローン病の発症を増すという報告はありません。しかし、クローン病患者さんがアルコール飲料を飲むと腹痛をきたすという研究があります。これは特に糖分が多いアルコール飲料にみられる現象です。アルコールは確かに血液循環を初めは

良くしますが、その代謝物質のアセトアルデヒドは逆の働きで血液循環を悪くします。また、アルコールは直接的に腸粘膜を傷害しますし、**腸粘膜の透過性**を増します。すなわち、クローン病患者さんやその同胞は、一般に腸粘膜透過性が亢進していますが、さらにアルコールによって腸内容物から悪いものを粘膜内に入りやすくしてしまうわけです。ですから、活動期はお酒を飲むのを控えたほうがよいでしょう。しかし、今の世はストレスの多い社会です。非活動期にはストレス解消に少量飲むのはよいでしょう。

しかし、女性がアルコールを飲んだり喫煙をすると、骨粗鬆症になりやすいという報告があります。一般に、クローン病患者さんは栄養障害により、またステロイドホルモンを服用することにより骨粗鬆症になりやすいのです。また、アルコールは免疫調整薬による肝障害を増強します。

喫煙とクローン病との関係は多くのエビデンスがあり、喫煙するとクローン病を悪化させるというエビデンスは多数あります。特に、腸狭窄をきたして、手術に至る率が上がります。クローン病患者さんは禁煙が原則です。喫煙すれば手術に至る確率は上がることを覚悟してください。たばこは腸粘膜の血流を低下させますし、胃がん、大腸がん、食道がん、咽頭がんのリスクを上げるばかりでなく、循環器系にもよくありません。また、子供が受動喫煙の状態にあると、クローン病になりやすいという成績もありますので、家族の喫煙も止めるべきでしょう。　　　　　　　　　　（朝倉 均）

> **腸粘膜の透過性**　腸粘膜上皮細胞は、隣の上皮細胞とスクラムを組んで、腸管内容物から悪いものが入らないような防御性を持っているが、透過性を増すとこの働きを弱めることになる。

Q123　CRPが0.9になってしまいました。摂生した方がいいのでしょうか？

CRPの上昇

A.　CRP値が正常でないことは、体の中で炎症が小火のようにくすぶっていることを意味しますので、摂生は必要です。すなわち、クローン病が悪くならないように、食事内容に注意し、できれば成分栄養エレンタール®などを3～4パック以上に増したり、体が疲れないように、さらに薬物療法を確実に守って下さい。じっと安静にしている必要はないと思いま

す。

CRPは急性炎症のマーカーと考えられています。消化管の炎症部位ではリンパ球やマクロファージが増加してきて、これらの細胞からサイトカインのインターロイキン6が産生されます。これが肝臓に行き、肝臓から体を守るためにCRP（C反応性タンパク）が作られるのです。医療ではこれを炎症のマーカーに使用しているのです。CRP値が0.9という低い値でも治療に手抜かりは禁物です。クローン病の寛解期では、CRP値は正常であるとしています。

（朝倉 均）

暴飲暴食

Q124　たくさん食べてしまうことがあるのですが、いいのでしょうか？

A． 食事と食事の時間が空きすぎたり、あまりに空腹すぎると一度にたくさん食べてしまいがちです。食間に成分栄養剤を摂取したり、せんべいや和菓子などを少し食べるとよいと思います。

食事の内容ですが、ご飯や麺などの主食を比較的たくさん食べても消化器症状が悪化することは少ないので、満腹感を得るために主食量を増やしてみましょう。肉や魚をたくさん摂取すると脂質の摂りすぎにつながりますし、野菜を食べすぎると腹部膨満やガスの原因となったり、狭窄がある方では詰まったりすることがあるので、量に注意しましょう。

（斎藤恵子）

ストレス

Q125　ストレスは病気によくないと聞きますが、どのように対処したらいいでしょうか？

A． 精神的ストレスは、大脳─視床下部─下垂体─副腎という神経・内分泌系による体を一定に保とうとする恒常性、すなわち体のバランスを崩すと考えられています。したがって、ストレスは健康に良くないことは事実ですが、幸いに精神的なストレスがクローン病を悪化させたというエビデンスはありません。しかし、動物実験ではストレスが腸粘膜透過性を亢進させるという成績はあります。

また、クローン病と診断されて患者さんがうつ状態や不安状態に陥ることがあります。特に、クローン病患者さんでは病状の悪化と相関して、このような状態になりやすいといわれています。下痢や腹痛が続き、これらの身体的徴候が精神状況を悪化させるのです。しかし、病状が良くなれば精神状態は改善されます。すなわち、ストレスは生活の質（QOL）の数値を悪化させることはありますが、ストレスによりCRP値が上昇したとか、潰瘍が悪化したようなエビデンスはクローン病ではありません。安心してください。　　　（朝倉　均）

Q126 クローン病になってから、将来のことが心配でたまりません。何かよいアドバイスはありますか？

将来の不安

A. 世界が未来を予測できないように、健康な人でも将来に不安を抱いています。クローン病で死亡する人は、毎年30〜40人前後います。また、死亡する人は20歳代から40歳代に多いのも事実です。しかし、最近のデータではこの若い人の死亡者は治療の進歩により激減しています。確かに以前は発症5年で被手術率17％、10年で28％など、また白血球が増加している人、血液のアルブミン値が低い人、腹部膿瘍がある人、瘻孔のある人、腸狭窄のある人、成長障害がある人、ステロイドを使用しなければならない人などは手術を受けるリスクが高いといわれていました。しかし、これらは以前のデータです。15年前（1998年、日本では2002年）に抗TNF-α抗体（レミケード®、その後ヒュミラ®）が、20年前（日本では約10数年前）にペンタサ®や免疫調整薬（イムラン®）などの薬剤がクローン病の薬物治療に導入されました。現在はさらにさまざまなサイトカインや血管接着分子に対する新しい抗体治療法が開発されていますし、さらには免疫反応を分子レベルで治そうとする新しい分子医学的製剤も開発されています。クローン病患者さんは世界で約100万人いるとされており、孤立した人ではないのです。アメリカにはCCFA、日本にもCCFJという支援団体がありますので、連携して生活をしていくのもよいでしょう。今世界でめざましい新薬開発が行わ

どうしてる？＋こうしてる！

同じ病気をもつ患者さんと話すことで、どれだけ救われたか分かりません。それも、ネットやメールなどのバーチャルなつながりではなく、**直接話すことをお勧めします**。ネット等だと、いいかげんな情報だったり、あいまいなことしか書けなかったりするけれど、直接話せば誤解があってもすぐに訂正できます。生のコミュニケーションで得た情報ほど、ためになるものはないと思いますよ。[K.S.]

れています。楽しい生活ができる新薬が開発されると思います。

(朝倉 均)

運動

Q127　運動はしてもいいですか？

A.　寛解状態のクローン病の患者さんは運動の制限は全くありません。しかし、クローン病は腸に炎症が起こり体力を消耗する病気ですので、病気の具合が悪いときには激しい運動は控えた方が望ましいと思われます。また、下痢症状が強いときや腸閉塞気味の時は脱水傾向となります。運動しても水分の補給は十分に行った方がよいでしょう。ステロイドを長期服用中の方は骨折の危険性が高くなります。格闘技やラグビー、アメフトなどの激しいスポーツは制限した方がよいのかもしれません。

(一森俊樹)

---

column　どうしてる？こうしてる！　民間療法

「民間療法はクローン病に効くのでしょうか？」「このサプリメントは飲んでも大丈夫ですか？」という問い合わせが事務局に寄せられます。

「民間療法で治ったという方にお会いしたことがありません」「サプリメントは病院で出されるものを参考にしてください」というのがお返事です（サプリメントについては、本書のQ120参照）。

クローン病に限らず「難病です」「治りません」といわれている病気が、「これをやると（飲むと）治る！」なんていわれたら、一度は試したくなりますよね。そう思ってしまうのは当然ですが、高額な費用を支払ったのに…なんてことにならないように、ぜひ試す前に、主治医や栄養士にご相談ください。

(日本炎症性腸疾患協会事務局)

7-2 社会生活の注意点

Q128 学校に病気のことをどのように説明したらいいでしょうか？

学校への説明

A. クローン病は10代から20代に多く発症し、現在も発症年齢の若年化傾向があるといわれています。そのためクローン病とともに思春期を迎えることも少なくなく、特にその大半の時間を過ごす学校生活は慎重にならざるをえません。そして、学校にどのように病気について説明するかは重要でしょう。そのためには、クローン病について、そして患者の状態や、現在の状況について正確に理解しておく必要があります。学校に説明する前に、まず、主治医に相談し、現在の患者の状況を正確に理解し、さらに将来的に起こりうる合併症などの知識を得ておくことが必要です。クローン病は病態が千差万別です。患者により病気からくる悩み、症状、治療法までさまざまです。以下に書くような一通りの説明方法では不十分であることを最初に述べておきます。私自身、高校2年生の時に発病し、現在は勤務医として18年目の生活を送っておりますが、その経験をもとにしてこの項目を書かせていただきます。

（1）クローン病は消化管（口から肛門まで）の全てに炎症を起こしうる病気で、その結果、腸の粘膜が傷つき、腸の壁が肥厚し**狭窄**や**瘻孔**を形成して難治化することがあります。また、突然腸が**穿孔**したり、大量に出血したりすることもあります。消化管の中でも小腸や大腸は特にクローン病の病変ができやすい場所で、多くの患者はそのどちらもしくは両方に病変を抱えています。肛門に痔瘻ができることが多いのもこの病気の特徴です。

症状としては腸の粘膜が傷つくことにより下痢、腹痛、発熱、体重減少などの症状が出現します。そして、その程度（便の回数の程度、腹痛の程度、発熱の程度など）はその時の重症度と相関します。治療としてはその炎症を抑えることが治

狭窄 腸が狭くなり、腸閉塞の原因となる。

瘻孔 腸と腸がつながりおなかに膿瘍ができたり、栄養障害の原因となったりする。また、腸と皮膚や膀胱などとつながることもある。

穿孔 腸に穴があくこと。

療の主眼になり、その方法には薬物療法や栄養（食事）療法、外科的治療があります。この病気は良くなったり悪くなったりを繰り返す病気ですが、最近は薬物療法の発達により炎症をかなりコントロールできるようになってきました。しかし、一旦腸が狭くなり腸閉塞（ちょうへいそく）を起こしたり、瘻孔ができたり、腸が穿孔したりした場合はほとんど手術が必要となります。ただ、手術をしても残った腸管に再び炎症を起こしてくるため手術した後も治療を継続する必要があります。決して命に関わるような病気ではないのですが、今の段階では根治は難しく、治療を継続することが必要な病気なのです。

(2) 若い世代、特に10代から20代にかけての年齢に発症しやすく、今後も患者数が増加してくると考えられています。

(3) 病気の原因は不明ですが、周囲の人に感染するような伝染病ではありません。

(4) 神経性の胃腸炎（過敏性腸症候群（かびんせいちょうしょうこうぐん））とは全く違う病気です。ストレスは病気の原因ではなく、下痢や腹痛といった症状も単にストレスから起こっているわけではありませんが、ストレスを受けやすい性格の方が多いのは事実です。

(5) 日常生活で一番困る症状は下痢です。というのも突然便意を感じ、その時すぐにトイレに行かなければ便が漏れてしまうことがあるからです。たとえそれが授業中やテスト中であっても、先生や同級生に席を立つことを説明する時間もなくトイレに行かなければならないことがあるかもしれません。

(6) この病気は食事制限が必要になることがあります。脂っこいものや、刺激物で体調が悪化する場合があり、また、狭窄がある場合には繊維質が摂れないこともあります。また、治療として栄養剤を使用することがあります。小腸病変が強かったり、手術するほどではない狭窄病変があって通常の食事を制限する必要がある場合、栄養剤による治療を行います（食事制限のことについては患者の病態により制限のされ方がかなり違いますので主治医や栄養士ともよく相談することが望ましいと思います）。

(7) 高熱や悪寒（腹腔内膿瘍の可能性）、大量の血便、尿量の低下や濃縮尿（脱水の可能性）、急激で非常に強い持続する腹痛（穿孔の可能性）の場合は早く病院を受診しなければいけません。

(8) 肛門病変から肛門痛が強い場合、普通の固い椅子には座れないかもしれません。

(9) 人工肛門がある場合は水泳の授業をどうするか、着替えをどうするかということについて話し合う必要があると思います。

最後になりますが、以上のことはあくまでも患者が学校生活を円滑に過ごせるようにするためのもので、学校を非難したり、患者を過保護にするためのものではありません。学校生活は病気を持ちながらも社会人として生活していくための鍛錬の場でもあります。そのことも考え合わせて患者に接していくことも大切であると考えます。　　　　（一森俊樹）

Q129 会社に病気のことをどのように説明したらいいでしょうか？

会社への説明

A. これはあくまでも私の個人的な考えですが、会社には正直に病気のことを話した方がよいと思います。クローン病は再燃を繰り返し手術や入院が必要になることが多い病気です。それゆえ、何十年も勤める会社に病気のことを隠し通すことは強いストレスになると思うのです。ただ、クローン病は患者それぞれで病態がさまざまですし、その説明はとても大変なことで、これから書く内容が適切な説明かどうか不安です。私ならこう話すという視点で書いてみたいと思います。

(1) クローン病は消化管、とくに小腸（さまざまな栄養素や水分を吸収する場所）や大腸（水分を吸収し便を作る場所）に炎症を起こし、腸管の粘膜を傷つけ、炎症が続けば腸管が狭くなったり（狭窄）、腸管と腸管、腸管と皮膚、腸管と膀胱がひっついたり（瘻孔）します。その結果、下痢、腹痛、発熱、体重減少、血便などといった症状が出ます。また、その症状の程度（便回数の程度、腹痛の程度など）は重症度

> **どうしてる？＋こうしてる！**
>
> 入院の時、上司が主治医に会って話を聞いてくれて、自分で説明しきれないところまで理解してくれたのがありがたかった。ここまでできなくても、上司や同僚に食事のことなどを話しておくと、その都度説明しなくて済んで、気分的にラクですよ。[K.S.]

CD 病気とつきあう

社会生活の注意点

膿瘍　膿がたまって腫れること。

と相関します。他に、この病気の特徴として肛門に痔瘻や膿瘍ができるのも特徴です。治療として、薬物療法、栄養（食事）療法、手術療法などがあります。つい最近までは、いくら治療しても腸が狭窄したり、瘻孔を作ったりして手術になることが多い病気でしたが、薬物療法の発達により手術しなくても健康な人と同じように生活できる人が増えると考えられています。栄養療法は治療として栄養剤を使用するのですが、これは腸管が手術するほどではないが狭窄している場合や、小腸の病変が広範である場合に行うことがあります。

(2) この病気は10代から20代に発症しやすく、患者数は現在全国で約4万人です。原因不明ですが、周囲の人に感染するような伝染性の病気ではありません。また、慢性的に経過し病状が良くなったり悪くなったりしますが命に関わる病気ではありません。

(3) この病気は神経性のものではありません。下痢や腹痛といった症状も単にストレスから起こっている症状ではありません。

以上、クローン病の説明を書きましたが、この中で、ほとんどの場合薬物治療で病状のコントロールが可能であり、仕事をする上でも健康な人と変わりない仕事ができるということは強調しておくべきでしょう。

（一森俊樹）

> **どうしてる？こうしてる！**
> 性格に合っていたこともあり、病気のことをあまり気にせずにしばらくは外回りの仕事をしていました。今は、異動して内勤の仕事をしていますが、どちらにしても「働ける場所がある」ということをありがたく感じています。[H.T.]

就学・就労

Q130　就職・就学についてアドバイスがあったらお願いします。

A. 私は高校生で発症し、医学部に入学し現在医師となって14年目の生活を送っていますが、一つ言えることはこの病気は常に病状が悪化するのではないかという不安がつきまとう病気だということです。いくら病状が安定していたとしても、このことが常に脳裏をよぎります。しかし、普段他の人以上に仕事をし、安易に他の人の助けを借りず、会社などの自分の環境の中で必要な存在になること、そして、他の人が困っているとき（病気に限りません）にできる限り助けてあげること、これらのことがいつか自分を救ってくれるのではない

かと考えています。ここに病気と仕事、学業を両立させるポイントがあるように思います。ただ、これはとても難しいことで、今の自分が実践できているとも思っていないのですが。

（一森俊樹）

Q131 クローン病患者にはどんな仕事・職種が向いていますか？ 就職

A. 下痢や肛門痛といった症状で悩まされることが多い私たちクローン病患者にとって、タクシードライバーや長距離バスの運転手は少し難しいと思いますが、他になることができない仕事はないと思います。私もクローン病を持ちながら医師をしています。当直や救急といったかなりハードな仕事でお腹が痛くてつらいこともありますが、できないと思ったことはありません。なりたい仕事があれば前向きにがんばってよいと思います。

（一森俊樹）

> **どうしてる？ こうしてる！**
> 仕事をする上で、トイレに行きやすい環境は必要かと思います。そう考えると、外回りの仕事や、一日中立ちっぱなしの販売の仕事などは難しいのかなと思います。[K.S.]

column　どうしてる？こうしてる！　クローン病の方の就労

　就職活動を成功させるためには、あなた自身の今後始める仕事についての希望、意欲、健康状態や今後の展望などを詳しく分析してみましょう。そうするとどのように就職活動をしたらよいかイメージが固まってくるはずです。では、次の質問や事例ごとに自分の状況を考えてみましょう。

●健康状態はどうですか？
　体調が悪いのに履歴書の健康欄に良好と書いて応募しても、入社後すぐに体調が悪くなり、入院することになっては何にもなりません。転職・就職活動は長期戦に及ぶこともありますので、あなたの体調が仕事を始めるのに適した状態かどうか確認してください。

●業種、職種のイメージが固まっていますか？
　自分に何ができて何をやりたいかわかっていない方は採用する側もどんな仕事をお願いしたらいいかわかりませんので、就職が決まりにくい傾向があ

りมます。ご自身の就職ですから、こんな業務の経験があるので力を発揮できる、あるいはこういうスキルがあるので、こんな業務にもチャレンジしてみたいと自分自身が仕事をするイメージを固めてください。

●仕事に対する意欲を積極的にアピールできますか？

控えめでおとなしいというのは、長所と捉えることもできますが、一般的に就職活動においては、真面目で明るく責任感があり、しかも前向きな人が面接で成功します。普段はおとなしい方も就職活動中はこれまでの経験や得意なことなどを積極的に自己アピールするよう努めましょう。

●就業環境はどうですか？

入社する会社の就業規則および就業環境（有給休暇数、有給休暇取得率、傷病休暇制度等）は必ず確認しましょう。入社と同時に有給休暇が付与されても、実際には忙しくて有給休暇を申請する社員はほとんどいないという企業もあります。通院の必要な方は必ず会社の人事担当者に申し出て、理解を得ておきましょう。企業により通院の扱いはさまざまです。傷病休暇制度（月5時間、月1日など企業によります）がある場合は傷病休暇で処理します。病院の領収書など証明書を提出します。傷病休暇制度がない場合は、特別に非就業日扱いとしてくれる企業もありますが、通常は有給休暇で処理する場合が多いようです。

食事療法を行っている場合は、前もって宴会の際には食べられない食べ物があることを説明しておきましょう。また、会社が急激に成長し、社員数が増加したため、急にトイレに行きたくなっても常に誰かに占有されているというケースなどもあります。フロアの社員数、トイレの数なども確認しておいた方がよいかもしれません。

●軽症の場合…

体調が落ち着いて就業上の問題が特にない場合には、病気のことを伝えないというのも選択の一つです。伝える場合はどのように伝えるかがポイントとなります。できないことだけ伝えるのでなく、できることをアピールしましょう。

●重症の場合…

体調によりますが、短時間勤務から開始し、少しずつ身体を慣らしていくのも一つの方法です。派遣社員やパート社員などの短い時間での働き方も調べてみましょう。特に、配偶者控除を考慮して短時間勤務を希望する場合もあるでしょう。何よりもパート勤務、派遣就労の場合は残業の可能性はほと

んどありませんので体調管理がしやすいと思います。
　また、最近では派遣スタッフとして就業をスタートし、数カ月後（契約により異なります）に双方の希望が合えば、正社員採用に至る紹介予定派遣という働き方もあります。

●新卒の場合…
　病気のことを伝えるかどうかは、ご本人の選択にかかっています。体調に不安のある場合には、合格率は低くなるかもしれませんが、あらかじめ病気の事を伝えたうえで採用していただくのが一つの方法で、あなたにとって安心な方法かもしれません。

●転職の場合…
　前に勤めていた会社を退職した理由は必ず聞かれます。もし、病気のため退職していたとしても、現在の体調は落ち着いていることと仕事に対する意欲を積極的に伝えましょう。障害者手帳を持っている方は、積極的に障がい者採用を行っている企業がたくさんありますので、障がい者採用の求人に応募するのも一つの方法です。

◆こんな方がいらっしゃいました〜ケース紹介
　25歳男性、障がい等級2級。大学卒業後、企業に入社3カ月目にクローン病が悪化、長期入院のため、退職となりました。その後、何回も入退院を繰り返し、フルタイムで就業できる自信がついたのは退職から3年後でした。一人で就職活動をスタートしましたが、就業歴が3カ月と短いため就業経験とはみなされず、芳しくない結果が続いていました。結果的に障がい者専門の人材紹介会社を利用しましたが、面接に向けてご本人が準備したことは次のとおりです。

　◇面接準備
　面接では障がいについて説明する必要があります。10回に及ぶ入院回数は就業後の体調に不安を持たれてしまうため、外科的な措置（ストーマ造設）により体調が安定したこと、その後長期の一人旅などを通して自分なりに体力に自信が持てたことをアピールするよう練習しました。

　◇面接で配慮を依頼したこと
　食事制限の他、①就業中にエレンタールを摂取する必要があるため、ペットボトルに入れて摂取させて欲しいこと、②月1回の定期通院、の二点を依頼しました。障がい者求人への応募でしたので、当然快諾されました。

　◇スキルとしてPRしたこと
　PC操作（Word、Excel）が可能なこと、大学の時に簿記の資格（1級）を

取得した事をアピールし、実務経験はないに等しくても、数字に強いという印象を持ってもらうよう努めました。

　面接の合否は自分の障がいをきちんと説明できるかどうかにかかっています。障がいを持ち、定期通院が必要でも、それを条件として伝え、でもこういう仕事がしたいという意欲を伝えて初めて採用する企業の側との折り合いがつきます。障がいや体調をきちんと受け止めていただいたうえで、新しいスタートを切れるよう、ご自分なりに説明、表現を工夫してみてください。

（石井京子）

7-3 社会支援

特定疾患申請

Q132　クローン病と診断されてすぐ、病院で特定疾患の申請をするように言われましたが、それはどのようなもので、どうやって申請をするのか教えてください。

A．　クローン病は、国の指定した「特定疾患治療研究事業」の対象疾患になっています。クローン病の診断を受け、所定の手続きを行い認定されると、クローン病治療における医療費は病状や収入状況により全額または一部が公費で助成されます。

　また医療費助成の開始は申請手続きをした日からになりますので、希望される方は診断されたらすぐに手続きを行ってください。

1．申請方法

(1) **窓口**……保健所（地域によっては、市役所や保健福祉センター内に保健所機関があります。）

(2) **特定疾患医療受給者証交付申請書の記入について**

　「生計中心者」とは「クローン病患者さんの生計を主として維持している方」が該当します。申請される方の自己申告や保健所での面談をもとに決定されますが、共稼ぎあるいはご自身の収入とご家族からの支援で生計をたてているなど、自分で判断するのが難しい場合は、保健所で相談してみてください。

(3) その他の必要書類
　①特定疾患医療意見書の研究理由についての同意書
　②臨床調査個人票
　③住民票
　④健康保険証
　⑤生計中心者の所得税額証明書
　⑥印鑑
※①②は所定の用紙になります。診断がついたらまず保健所に行って必要書類をお受け取りください。

2. 認定種類

保健所に書類を提出した後、都道府県での審査会を経て結果が届きます（表1参照）。

表1　認定区分概略

軽快者認定[※1]	特定疾患登録者証発行	医療費助成なし
認定[※2]	特定疾患医療受給者証発行	収入に応じた医療費助成
重症認定	重症認定証発行	全額医療費助成

※1　次の全てを満たした方が該当します。
　①疾患特異的治療が必要ない
　②臨床所見が認定基準を満たさず、著しい制限を受けることなく日常生活を営むことが可能
　③治療を要する臓器合併症等がない。
※2　医療費については、生計中心者となる方の前年の所得税額によって、月額の自己負担の上限額が設定されます（詳細はQ133、134）。また、居住地の自治体によっては見舞金支給制度があります。該当制度があるかどうかは保健所でご確認ください。

3. 有効期間

申請されてから認定結果が届くまで1〜2カ月かかりますが、医療費助成の開始日は、保健所で書類を受け付けた日からになります。特定疾患の手続きをされる前に治療が開始された場合、保健所に申請するまでの間にかかった医療費は助成されません。一方、保健所に申請をされて認定結果が届くまでに支払った自己負担分については、払い戻しの手続きがあります。

また、一度認定されても1年ごとに更新手続きが必要にな

りますのでご注意ください。　　　　　　　　（柿沼佳美）

通院時の医療費

Q133　通院時の医療費はどのようになりますか？

A． 特定疾患医療受給者証をお持ちの方のクローン病の外来医療費負担は、生計中心者となる方の所得によって月額上限額が表2のように区分されています。　　　　（柿沼佳美）

入院時の医療費

Q134　入院時の医療費はどのようになりますか？

A． 特定疾患医療受給者証をお持ちの方のクローン病の入院医療費負担は、生計中心者となる方の収入によって月額上限額が表3のように区分されています。　　　　（柿沼佳美）

表2　外来医療費負担

階層区分	月額上限額
市町村税非課税	0円
前年の所得税額非課税	2,250円
前年の所得税課税年額5,000円以下	3,450円
前年の所得税課税年額5,001円〜15,000円	4,250円
前年の所得税課税年額15,001円〜40,000円	5,500円
前年の所得税課税年額40,001円〜70,000円	9,350円
前年の所得税課税年額70,001円以上	11,550円

- 生計中心者が患者さん自身の場合は、上記の½の自己負担限度額になります。
- 健康保険が適用されない費用（各種診断書等）は対象外です。保険以外の薬を自費で使用した場合、現在のところ混合診療は認められていませんので全ての医療費が自費になります。
- 医療機関ごとの自己負担限度額です。複数の医療機関に通院されている方は、それぞれの医療機関に自己負担が生じます。
- 院外処方による調剤薬局での薬剤費の自己負担はありません。
- 特定疾患医療受給者証に記載された医療機関以外で治療を受けた場合は助成されません。通常通り3割の自己負担となります。この支払いに関して、地域によっては払い戻しができる場合がありますので、担当の保健所にご確認ください。また医療機関を変更したり追加する必要が生じた場合は、保健所で所定の手続きが必要となります。

表3　入院医療費負担

階層区分	月額上限額
市町村税非課税	0円
前年の所得税額非課税	4,500円
前年の所得税課税年額5,000円以下	6,900円
前年の所得税課税年額5,001円～15,000円	8,500円
前年の所得税課税年額15,001円～40,000円	11,000円
前年の所得税課税年額40,001円～70,000円	18,700円
前年の所得税課税年額70,001円以上	23,100円

- 生計中心者が患者さん自身の場合は、上記の1/2の自己負担限度額になります。
- 個室等の差額ベット代や各種診断書料といった健康保険が適用されない費用は対象外になります。
- 医療機関ごとの自己負担限度額です。同一月に複数の医療機関に入院された場合は、それぞれの医療機関に自己負担が生じます。
- 特定疾患医療受給者証に記載された医療機関以外で治療を受けた場合は助成されません。通常通り3割の自己負担となります。この支払いに関して、地域によっては払い戻しができる場合がありますので、担当の保健所にご確認ください。また医療機関を変更したり追加する必要が生じた場合は、保健所で所定の手続きが必要となります。

Q135　合併症にも特定疾患受給証を使えるのですか？

合併症の医療費

A. クローン病で取得された特定疾患医療者受給者証は、あくまでもクローン病治療の医療費だけを対象としています。クローン病以外の治療に対して助成はききません。

しかし、クローン病にともなう合併症治療において、たとえばクローン病と密接に関連している病気の治療とクローン病の治療が同時に必要な場合などは、医師の判断に基づき、助成の対象となりえます。合併症を発症し、その治療が必要になった場合は、その費用がクローン病の特定疾患の助成対象となるかどうか、医師にご確認ください。

助成の対象とならない場合は通常通り3割負担になりますが、この負担が高額となり一定額を超えた場合は、加入されている健康保険から「高額療養費」として還付されます。これにより、医療機関に支払う1カ月の自己負担の上限額が収入によって表4のように設定されています。　　（柿沼佳美）

表4　高額療養費の1カ月あたりの自己負担限度額

区分	1カ月あたりの自己負担限度額
上位所得者	150,000円＋（医療費－500,000円）×1%
一般所得者	80,100円＋（医療費－267,000円）×1%
低所得者(住民税非課税)	35,400円

障害者手帳

Q136　障害者手帳は取れるのでしょうか。

A． 病状によっては身体障害者手帳が取得できます。身体障害者手帳の交付対象にはいくつかの障害分野がありますが、クローン病で該当するのは「直腸・膀胱」と「小腸」の障害分野になります。

「直腸・膀胱」機能障害の場合、「永久的な人工肛門を造設された方」あるいは「治癒困難な腸瘻がある方」が対象になります。人工肛門の手術を受けた方でも"一時的な造設"の場合は、原則、身体障害者手帳の対象にはなりません。ただし、再手術の時期がはっきりせずある程度の期間は人工肛門が必要とされる場合、「○年後再認定」といった期限付きの身体障害者手帳を取得できる可能性はあります。

「小腸」機能障害の場合は、「小腸に病変があり随時経口以外の栄養療法が必要な方」が対象になります。障害等級は、その方の栄養所要量に占める栄養療法の割合や手術による小腸切除あるいは病変による小腸の機能喪失程度によって決定されます。

身体障害者手帳の申請を希望される場合はまず医師に相談してみてください。

●**身体障害者手帳とは**

本人の申請に基づき都道府県が身体障害者福祉法に定められた障害があると認定した場合に交付されます。

(1) **窓口**……福祉事務所、市町村の障害福祉課
(2) **必要書類等**……①身体障害者手帳交付申請書
　　　　　　　　　②指定医が記入した身体障害者診断書・意見書

③顔写真（横3cm×縦4cm）
④印鑑

(3) **手続きの流れ**……結果が出るまで1〜2カ月かかります。

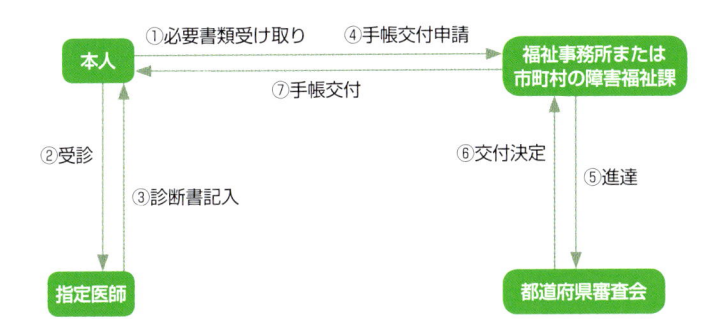

```
①必要書類受け取り      ④手帳交付申請
本人 ←─────────────→ 福祉事務所または
     ⑦手帳交付          市町村の障害福祉課
②受診                   ⑥交付決定    ⑤進達
  ③診断書記入
指定医師               都道府県審査会
```

(4) **利用可能な社会福祉サービス例**
・人工肛門に関する装具の購入費の助成（詳細はQ57）
・交通運賃の助成（JR、私鉄、バス、タクシー、国内航空機）
・所得税・住民税の障害者控除、自動車税の減免　など

　社会福祉サービスは、障害程度や収入、年齢等の条件によって自治体ごとに決定されています。詳細は最寄りの福祉事務所・市町村の障害福祉課にご確認ください。　（柿沼佳美）

Q137　会社を長期間休まなければならず、生活が不安です。何か社会的な保障制度はないでしょうか？

休職時の社会保障

A.　療養時の所得保障の制度として「傷病手当金」と「障害年金」があります。

●**傷病手当金**
　会社の健康保険から療養中の所得保障として支払われる手当金です。受給できる金額は概ね給料の6割になります。病気により就労が困難で会社から給料が支払われない時に支給される手当金のため、傷病手当金の申請には「医師からの病状に対する意見」と「会社からの勤怠についての証明」が必要になります。
　また、**傷病手当金の受給期間**は最長で1年6カ月です。この期間内であれば、クローン病で傷病手当金を受給することは

傷病手当金の受給期間
最初に傷病手当金を受給した時から開始される。この期間内に傷病手当金をもらわない期間があったとしても、受給期間の延長はできない。

毎月でも可能ですが、期間を過ぎた後は原則クローン病で再度傷病手当金を受給することはできません。これは、傷病手当金が治癒等の場合を除いて、同一病名で2度支給できない仕組みになっているからです。過去に短期間受給したために、本当の長期療養時に受給できないケースもあります。療養の見通しや傷病手当金の仕組みについて、医師・会社担当者と相談のうえ、申請される時期を検討してください。

●**障害年金**

各種年金法に定められた障害に該当し、その他の受給要件[※1]を全て満たした場合は、年齢が若くても年金受給[※2]が可能です。年金法の障害基準は身体障害者手帳と は別基準です。そのため身体障害者手帳を取得されている方全てが障害年金に該当するわけではありません。また、一度障害年金が認定されても、1年に1回、現況届けの提出と病状によっては所定の診断書の提出が必要になります。

障害年金を受給されていた方が、老齢年金の受給権を得た場合は、どちらか額の多いほうを選択することになります。

※1　その他の受給要件とは
①各種年金の被保険者期間中にクローン病の初診日があること
②保険料納付必要期間の2/3以上保険料を納付していること

今現在の年金の加入状況ではなく、クローン病の初診時においての年金の加入状況を対象としています。

※2　受給できる金額とは
①障害基礎年金に該当する方（クローン病の初診時に国民年金加入の方）
該当級に対しての定額制です。この金額は物価スライド率によって変更されます。（2013年6月現在の年額：1級983,100円、2級：786,500円）
②障害厚生年金に該当する方（クローン病の初診時に厚生年金加入の方）
ご自身の収入や厚生年金の加入期間によって個別に決定されます。1級、2級に該当する方は、障害基礎年金とあわせて支給されます。　　　（柿沼佳美）

高齢者の社会保障

Q138　高齢の場合の社会保障制度について教えてください。

A. 65歳以上の方の社会保障として介護保険制度による介護保険サービスがあります。このサービスを利用するためには

要支援あるいは要介護の認定が必要です。介護保険サービスを希望される場合は、まず要介護申請をして、各市町村から「要支援○」あるいは「要介護○」といった認定を受けなくてはいけません。認定区分は、現在7段階でそれぞれの区分ごとに1カ月に利用できる介護保険サービスの上限額が設定されています。介護区分やご自身の希望によって、訪問看護やヘルパー、手すりなどの住宅改修、ベット、車椅子などの福祉機器のレンタルといったサービスを活用できます。

サービスの中には、上記の居宅対象以外に施設サービスも組み込まれています。ご自身の状況で必要な介護保険サービスを選択してください。具体的な介護保険サービスの利用にあたっては、ケアマネージャーと相談しながら決めていく仕組みです。市区町村の介護保険課や地域包括支援センターにお問い合わせください。

また介護認定を受けても保険料は変わりませんが、利用したサービスについては1割の自己負担が発生します。

(柿沼佳美)

Q139 仕事を辞めてしまったので、退院後、体調が良くなったら再就職を考えています。どのような社会的な支援が受けられますか?

再就職

A. 雇用保険や身体障害者手帳を活用した社会的支援が検討できます。

●雇用保険による社会保障制度

離職前に雇用保険に加入されていて、希望する給付制度の受給要件に必要な被保険者期間を満たす方が対象となります。

(1) 失業給付

就職しようとする意思といつでも就職できる能力があり、積極的に仕事を探している状態にもかかわらず失業の状態にある方に支給されます※。

受給額は、離職前6カ月間の給料の平均額を対象に計算され、概ねその平均額の50%~80%になります。また受給できる日数は、年齢や被保険者期間、離職の理由などによって90

※病状によりすぐには就職できない方は「受給期間延長申請」を忘れずに。働くことができない日数だけ受給日数を延長することができる。延長できる期間は最長で3年間。

CD 病気とつきあう　社会支援

日～360日の間でそれぞれ決められます。

(2) **傷病手当**

ハローワークで求職の申込みをした後、病状により引き続き15日以上職業に就くことができなくなった時に支給されます。ただし、健康保険からの傷病手当金が受けられる場合はそちらが優先します。

● **障害者雇用枠での再就職活動**

身体障害者手帳をお持ちの方の場合、通常の就職活動の他に「障害者雇用枠」を利用して就職活動を行うことも可能です。企業は「障害者の雇用の促進等に関する法律」によって雇用すべき法定雇用率が決められています。この雇用枠を活用することによって、採用担当者と体調や就労に関しての不安事項などを率直に話し合うことができます。該当される方は一つの選択肢としてご検討ください。　　　　（柿沼佳美）

生命保険

Q140　生命保険には入れますか？

A. 人は年をとり、病気になり、病気などで死亡します。そのような時の経済的危機を考えて、人々は生命保険に入って経済危機に備えます。病気をもっている人はそれだけ経済的危機におちいる可能性が高いので、なかなか生命保険に加入できませんでした。また、医学が進歩すると、一見健康そうに見える人でも、血液、尿、血圧などのさまざまな検査をすると異常値が見つかってきます。生命保険会社はさまざまな病気や検査値異常に関して、生命予後に関するデータを蓄積してきました。このような医学的リスク、身体的リスクの程度を判断することにより、保険会社は保険加入者の医学的リスクを、優良体、**標準体**、**条件体**、**延期体**、**謝絶体**などの重症度に分けています。また、医学的リスクの性質で、この病気はだんだん良くなるのか（逓減性）、ほとんど同じ状態が続くのか（恒常性）、あるいはだんだん悪くなるのか（逓増性）など、それぞれの病気などの長期予後を判断します。生命保険会社は民間の会社ですから、収支のバランスを考慮しなければなりません。しかし、社会性・公共性を有する会社でも

標準体　何ら制限なく生命保険に加入できる医学的リスク集団。

条件体　生命保険会社が提示した条件（制約）に同意すれば生命保険に加入できる医学的リスク集団。

延期体　一定期間を経過すれば生命保険に加入できる医学的リスク集団。

謝絶体　生命保険には加入できない医学的リスク集団。

あります。クローン病に関する医学的リスクを判断するためのデータが出てきました。これは患者さんが特定疾患受給者証を申請する際に医師が記入した記録が約30年間強集まりましたので、これを疫学を専門にしている学者が分析して、クローン病患者さんがどの程度死亡するのか、どの程度外科的手術を受けるのか、どの程度入院するのか、治療成績はどうなのかなどの予後が分かってきました。日本の厚生労働省の特定疾患調査研究により、欧米に比べるとクローン病の予後は大変良い成績が出てきました。

それらのデータを踏まえ、三井生命保険株式会社が2007年1月より潰瘍性大腸炎とクローン病に罹った方に保険加入の門戸を開きました。といっても全員が必ず加入できるわけではなく、同社の説明によれば、次のような状態の時には生命保険に入るのは難しいようです。

① 病状が悪化し、入院・手術などの治療を受けた直後
② 今後、病状の悪化が見込まれる場合
③ 病状がコントロールされていない場合
④ 妊娠などの理由で治療を中断せざるを得ないとき
⑤ 自己判断で治療を中止されている場合
⑥ 重篤な既往症や合併症をお持ちの場合
⑦ 発症、入院1年以内の場合

これまで潰瘍性大腸炎とクローン病の人が三井生命保険会社に保険の加入を申し込んだところ、7割以上の人が加入できているようです。生命保険の申込に関しては、三井生命保険株式会社の**IBD専用窓口**にご相談ください。三井生命のIBD専用の診断書記入用紙を請求し、かかりつけ医に記入してもらい、申請します。三井生命の審査があり、可、不可、条件付きとなります。　　　　　　（朝倉 均）

> **どうしてる？＋こうしてる！**
>
> クローン病だと住宅ローンが組めないと聞いていましたが、住宅を無事購入しました。私の場合は、それまでにも車のローンの返済などを行った実績があったので、特に問題もなく、取引銀行からお金を借りることができました。[K.T.]

IBD専用窓口　三井生命コミュニケーションセンター0120-270-706
（土・日・祝日を除く 9:00～17:00）

---

column　**どうしてる？こうしてる！**　住宅ローンのこと

クローン病のような慢性疾患を抱えていて一番困ったのは、住宅ローンを借りる時でした。それまで全く知らなかったのですが、一般の住宅ローンを借りるには「健康」である事が必要なのです。住宅ローンの手続きの一つに団体信用生命保険、通称「団信」という保険への加入が求められます。ところが、生命保険ですからクローン病の患者は加入できないのです。

私も契約の段階で知らされ、一時はマイホームをあきらめかけました。しかし、そう簡単にあきらめる訳にもいきませんので、銀行に勤める友人に聞いたり保険会社の知り合いに相談したりと色々と調べていくうちに、通常より利息は高くなるけれども疾病などで加入できない人のための「特別団信」または「ワイド団信」という制度がある事がわかり、あの手この手を尽くしてようやく住宅ローンを組むことができました。

●私の場合…

決め手となったのは、現在の健康状態について各種検査をすべてやり直して証明したことと、過去10年間入院せずに安定した状態を保てたという病歴でした。私の場合、手術に至らないように経管栄養と食事制限をきちんと守ることで、小さな再燃は何回もありましたが、何とか10年間手術までは至らずに済んだことが保険会社に認めていただけて、結局健康な方と同じ利率の一般の団信で審査OKとなったのです。

●マイホームは家族の夢

思い返してみると、この時ほど、クローン病であることで自分だけでなく家族の夢までが犠牲になってしまう、という責任を痛感したことはありませんでした。食事ができなかったり、炎症で痛かったり苦しかったりするのは自分が耐えればなんとかなります。しかし、マイホームは家族の夢です。だからこそ、一度銀行から断られてもあきらめずに自分で調査し、逆に銀行の担当者を説得し、保険会社と直接交渉し、毎日のように病院へ行って血液検査・大腸内視鏡検査など保険会社の要求に応じて自分の健康状態を証明し、最終的には特別扱いされることなく、通常の住宅ローン契約を勝ち取ることができたのだと思います。

もちろん、その際には主治医に全面的にご協力いただきましたし、職場も私の状況を理解して、途中退社したり遅れて出社したりということが許されたのも大きな要因でした。

最近では三井生命でクローン病や潰瘍性大腸炎などのIBD（炎症性腸疾患）患者も生命保険に加入できるようになったり、徐々に社会的にも認められつつあります。銀行の窓口の担当者もそのような制度を知らないことがありますから、あきらめず調べてみることをお勧めします。　　　　（篠﨑浩治）

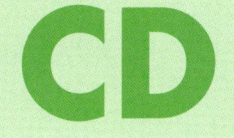

CD
Crohn's disease

8

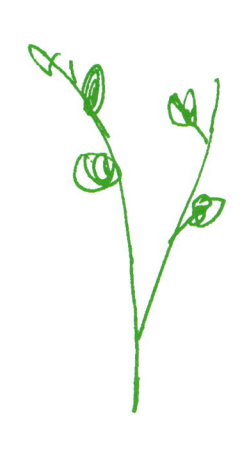

クローン病の
安心レシピ

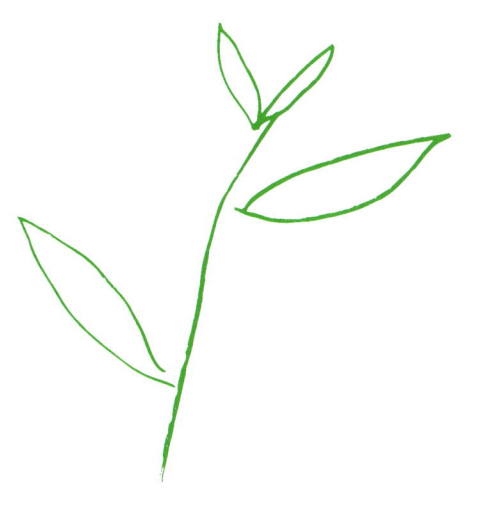

最初におさえておきたい食事のこと

（ 状態の悪いときには… ）

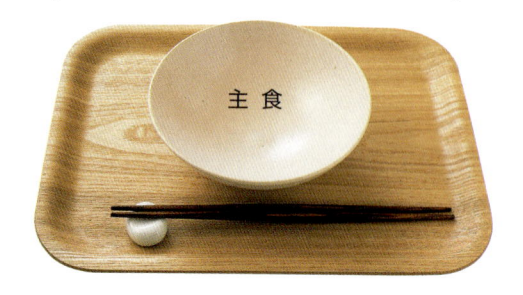

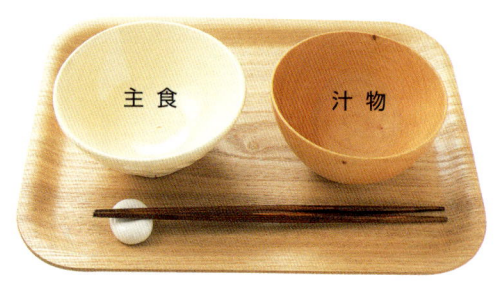

●腹痛、下痢、嘔吐などの症状があるときは、水やお茶、果汁、スポーツ飲料などで失われた水分を補給することが大切です。極端に食事摂取量が少ないときは食事療法の基本にこだわらず、食べられるもの、たとえばプリンやシャーベット、果物、ゼリー飲料、卵豆腐、茶碗蒸し、冷奴などで食欲が出てくるのを待ちましょう。

●少し食欲が出てきたら、水分が多くのどごしのよい食事を摂ってみましょう。たとえば、おかゆと梅干しは状態の悪いときの代表的な食事ですが、梅干し1個の塩分（ナトリウム）は、点滴1本分（500ml）に相当し、知らず知らずのうちに体にいい食事を摂っているのです。

●おかゆ、めん類などの主食からは、水分とエネルギー、塩分が摂れます。それに具だくさんのみそ汁やスープを組み合わせれば、野菜からのビタミン、ミネラルも補給することができます。

●肉、魚などの主菜に含まれるたんぱく質は、十分なエネルギーが確保できていない状態では、筋肉や内臓を作るという本来の働きではなく、エネルギーとして利用されます。また、そのときにたくさんのビタミンを消費してしまいます。ですから、食事摂取量が少ないときには、主食からのエネルギー摂取を最優先することが望ましいのです。ここでは、状態が悪いときでも食べやすい主菜やデザートも紹介しますが、体調と相談しながら召し上がってください。

主食

やさしい口当たりなのに
しょうが汁が味の引き締め役

しょうが風味の野菜入り卵雑炊

● 【材料】(2人分)
ご飯…150g
れんこん…60g
にんじん…30g
長ねぎ…20g
万能ねぎ…10g
出し汁…2カップ
塩…小さじ1/2
しょうゆ…小さじ1
しょうが汁…小さじ2
卵…2個

● 【作り方】
1. れんこん、にんじん、長ねぎは粗みじん切りにし、万能ねぎは小口切りにする。
2. 鍋に出し汁、にんじん、れんこんを入れて火にかけ、柔らかくなったら塩、しょうゆ、ご飯、長ねぎを加える。
3. 煮立ってきたらしょうが汁を加えてさっと混ぜ、溶き卵を静かに回し入れて火を止める。
4. 器に盛り、万能ねぎを散らす。

【栄養量】(1人分)
エネルギー　237kcal
たんぱく質　9.6g
脂質　5.4g　食物繊維　1.7g

Point ワンポイントアドバイス｜体調に合わせて柔らかさを調整します。

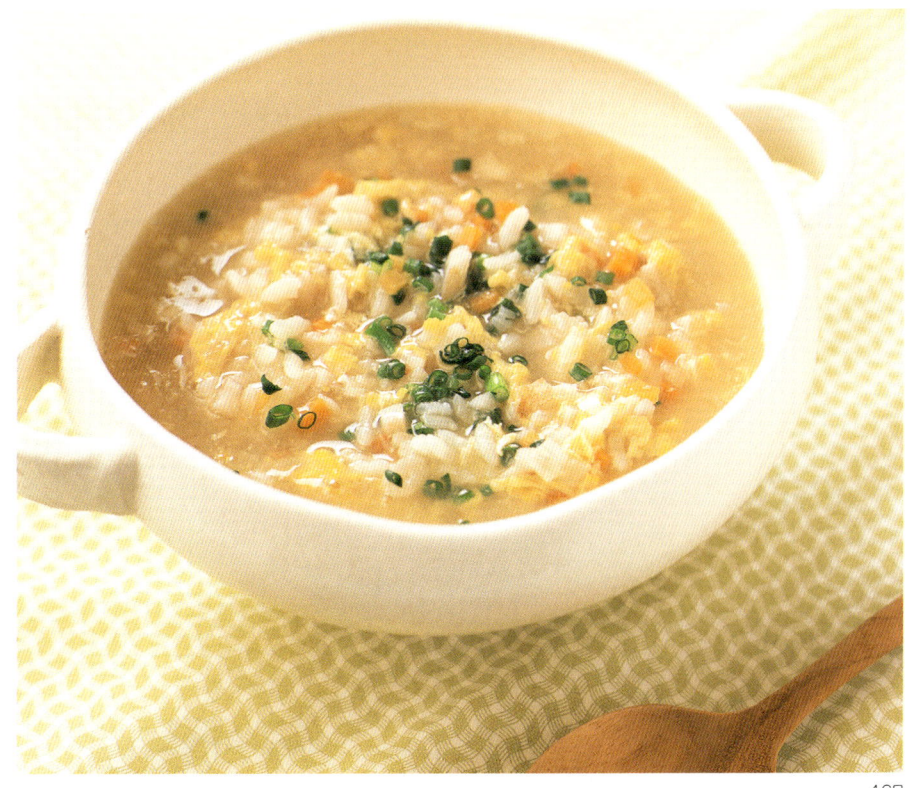

主食 悪いとき…

スープがおいしい奄美大島の郷土料理

薬味たっぷり鶏飯(けいはん)

● 【材料】(2人分)
鶏胸肉(皮なし)…100g
たれ
　┌ しょうゆ…大さじ1
　└ みりん…大さじ1
ごま油…小さじ1
青じそ…5枚
しょうが…10g
万能ねぎ…10g
みょうが…20g
白ごま…大さじ1
焼きのり…全形1/2枚
ご飯(温かいもの)…300g
鶏がらスープ
　┌ 鶏がらスープの素…小さじ2
　└ 水…2カップ

● 【作り方】
1. 鶏胸肉はたれに20〜30分漬け込み、フッ素樹脂加工のフライパンにごま油を熱し、両面をこんがりと焼く。さめたら1.5cm角に切る。
2. 青じそ、しょうがはせん切り、万能ねぎは小口切り、みょうがは輪切りにする。白ごまは切りごまにし、焼きのりはもみのりにする。
3. 鍋に水と鶏がらスープの素を入れて、鶏がらスープを作る。
4. 大きめの器に温かいご飯と1の肉を盛り、好みで2の薬味をのせ、あつあつの鶏がらスープを注ぐ。

【栄養量】(1人分)
エネルギー　378kcal
たんぱく質　18.0g
脂質　5.9g　　食物繊維　2.2g

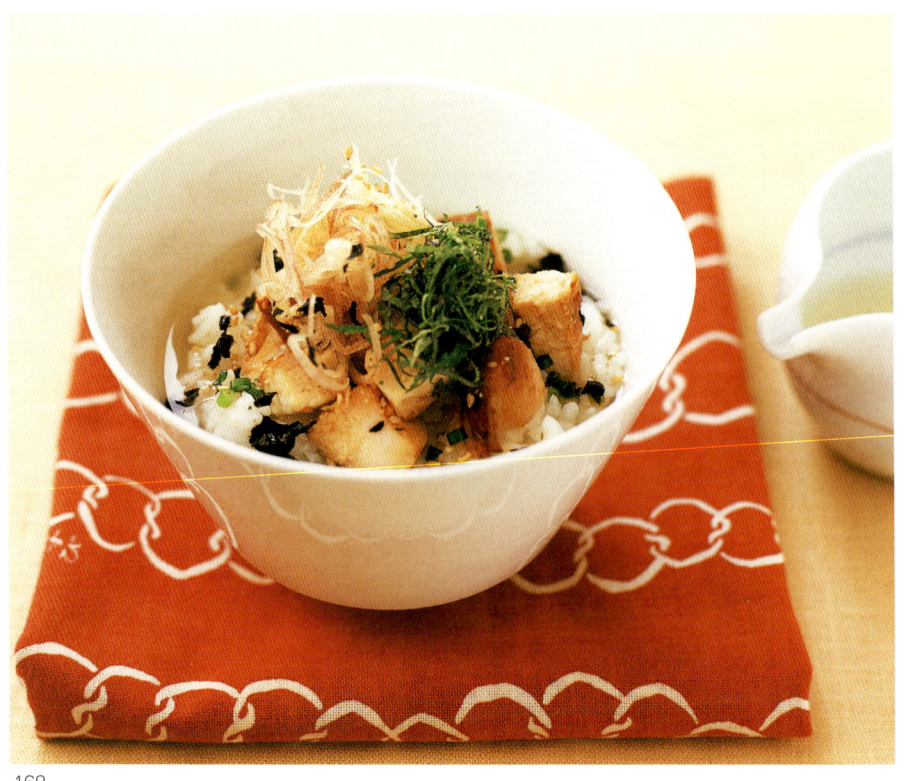

悪いとき.. 主食

既製品利用で簡単にできて体も温まる

焼きおにぎりのかにあんかけ

● 【材料】(1人分)
冷凍焼きおにぎり…2個(約100g)
かにあん
- かに缶(小)…1缶(正味約50g)
- 出し汁…1カップ(200ml)
- しょうゆ…小さじ1/2
- 塩…一つまみ
- 片栗粉…大さじ1/2
- 水…大さじ1

三つ葉…少々
わさび(好みで)…適宜

● 【作り方】
1. 三つ葉は2cm長さに切る(キッチンバサミで切ってもよい)。
2. 出し汁を作る(水200mlに和風だしを小さじ1/2入れる)。
3. 2にかに缶を汁ごと入れ、沸騰したら火を弱火にし、しょうゆ、塩で味をととのえる。倍量の水で溶いた水溶き片栗粉を入れてとろみをつける。片栗粉の臭いをとばすため、かき混ぜながら弱火で30秒くらい煮詰める。
4. 電子レンジで冷凍おにぎりを解凍し、温まったら3のかにあんをかけ、上に三つ葉をのせる。
5. 好みでわさびをのせていただく。

【栄養量】(1人分)
エネルギー 223kcal
たんぱく質 10.9g
脂質 0.5g　食物繊維 0.4g

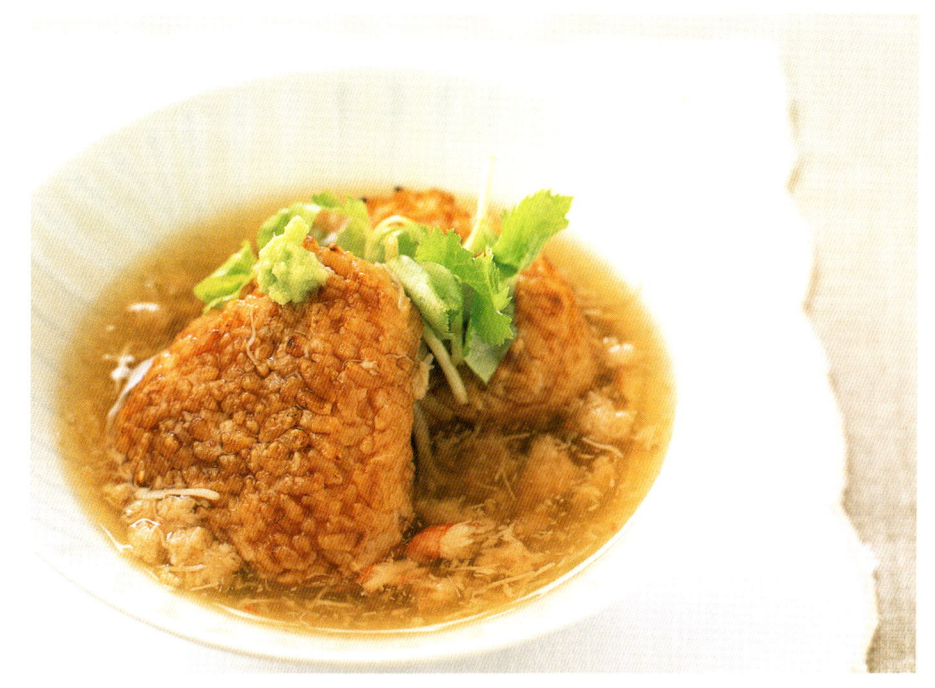

Point ワンポイントアドバイス
かに缶のほかに、帆立て缶やツナ水煮缶でも応用できます。
片栗粉でとろみをつけるので、体が温まります。

悪いとき...
主食

そうめんで作る
エスニック風めん

あさりにゅうめん

● 【材料】(2人分)
そうめん…100g
あさり(殻つき・砂ぬき)…150g
水…3カップ(600ml)
三つ葉…10g
万能ねぎ…10g
ナンプラー…大さじ1～2(塩分に応じて)

● 【作り方】
1. あさりは殻をこすり合わせてよく洗う。三つ葉は2cm長さに切り、万能ねぎは小口切りにする。
2. 鍋に水とあさりを入れて火にかけ、沸騰してあさりの口が開いたらナンプラーを入れて、味をみながら調味する。
3. たっぷりの湯でそうめんをゆで、冷水でもみ洗いする。水けをきってから2に入れてめんを温める。
4. 器に盛り、上に三つ葉と万能ねぎを飾る。

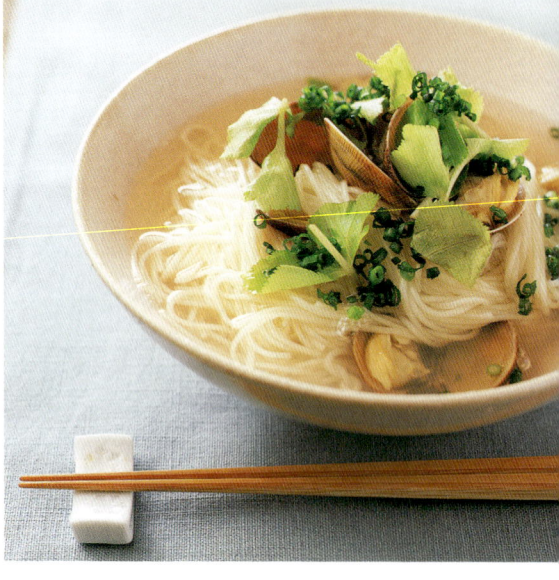

【栄養量】(1人分)
エネルギー　200kcal
たんぱく質　9.8g
脂質　1.0g　食物繊維　1.2g

Point ワンポイントアドバイス
狭窄がある方はあさりを少なめに使います。ナンプラーがない場合は、薄口しょうゆ大さじ2で代用してください。

悪いとき...
汁物

良質のたんぱく質が補える
お腹にやさしい食べる汁物

おぼろ豆腐のみそ汁

● 【材料】(2人分)
木綿豆腐…1/6丁　卵…1個
出し汁…300ml　みそ…30g
片栗粉…大さじ1/2　水…大さじ1/2
万能ねぎ…10g

● 【作り方】
1. 木綿豆腐は軽く水けをきってボウルに入れ、フォークなどで細かくくずし、溶き卵を加えてよくまぜる。
2. 鍋に出し汁を入れ、沸騰したら火を弱めてみそを入れる。同量の水で溶いた片栗粉を加えて、とろみをつける。
3. 2に1を入れ、混ぜながら火を通す。泡を取りながら豆腐がおぼろ状に浮いてきたら火を止める。
4. 器に盛り、小口切りにした万能ねぎを散らす。

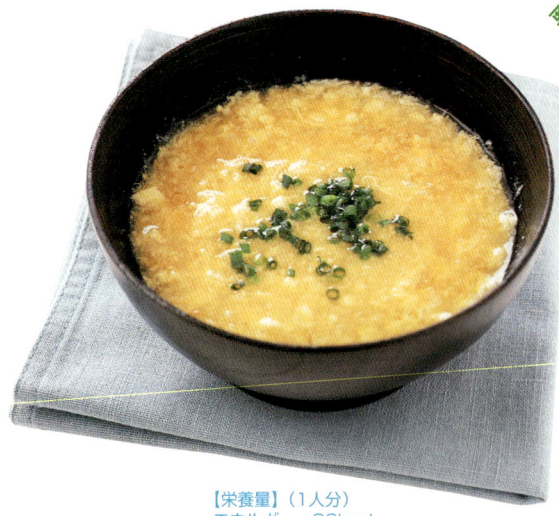

【栄養量】(1人分)
エネルギー　96kcal
たんぱく質　7.1g
脂質　4.5g　食物繊維　0.9g

Point ワンポイントアドバイス
出し汁を少なめにし、みそと片栗粉を調整すれば、おかゆやご飯のあんにもなります。

主 菜

ひんやり、ツルリとした口当たりで
食欲のないときにも

冷やし茶碗蒸し

● 【材料】(2人分)
卵液
- 卵…2個　出し汁…350ml
- 薄口しょうゆ…小さじ1弱
- 塩…小さじ1/2　みりん…小さじ1

ゆでえび…3尾
絹さや…1枚
かけつゆ
- 出し汁…75ml
- 薄口しょうゆ…小さじ1
- みりん…小さじ1
- 片栗粉…小さじ1/2　水…小さじ1

● 【作り方】
1. ボウルに卵を溶きほぐし、出し汁、薄口しょうゆ、塩、みりんを加えてよく混ぜ合わせ、目の細かい万能こし器でこして卵液を作る。
2. 1を耐熱のガラスの器に入れ、表面に浮いた泡を、丁寧にすくい取る。
3. 蒸気がよく上がった蒸し器で2を蒸す。最初の1～2分は強火で、その後は弱火にして12～13分ほど蒸す。
4. 器ごと冷水につけて粗熱をとってから、さらに冷蔵庫でよく冷やしておく。
5. かけつゆを作る。鍋に出し汁を入れてひと煮立ちさせ、薄口しょうゆとみりんを入れ、倍量の水で溶いた片栗粉でとろみをつけ、よくさます。ここへ殻を取って細かく切ったゆでえびを混ぜておく。
6. 絹さやは筋を取り、塩（分量外）を加えた熱湯でさっとゆで、水にとって細切りにする。
7. 4の茶碗蒸しに5のかけつゆをかけ、絹さやをのせる。

【栄養量】(1人分)
エネルギー　109kcal
たんぱく質　9.3g
脂質　5.2g　食物繊維　0.1g

Point ワンポイントアドバイス

寒い季節には温かいままで、かけつゆなしで作っても大丈夫です。
ゆでえびを具として中に入れても。
具は鶏ささみ、しいたけ、にんじん、ぎんなん、かまぼこ、ゆり根など、季節やお好みでどうぞ。
器により熱伝導が異なり、蒸し時間が変わるので、途中で竹串を刺し、火の通りを確認してください。

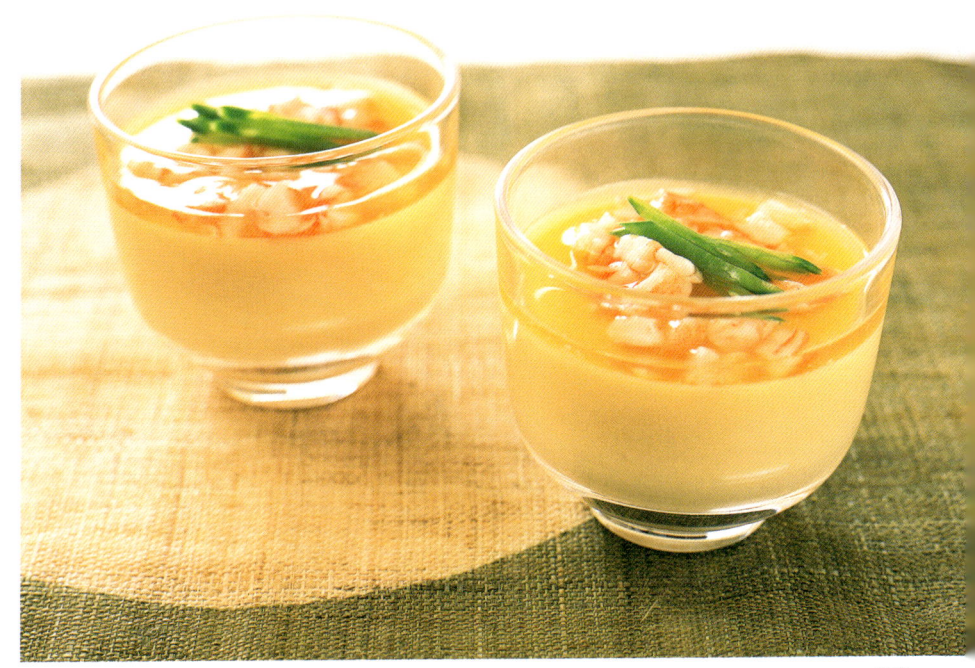

悪いとき…
デザート

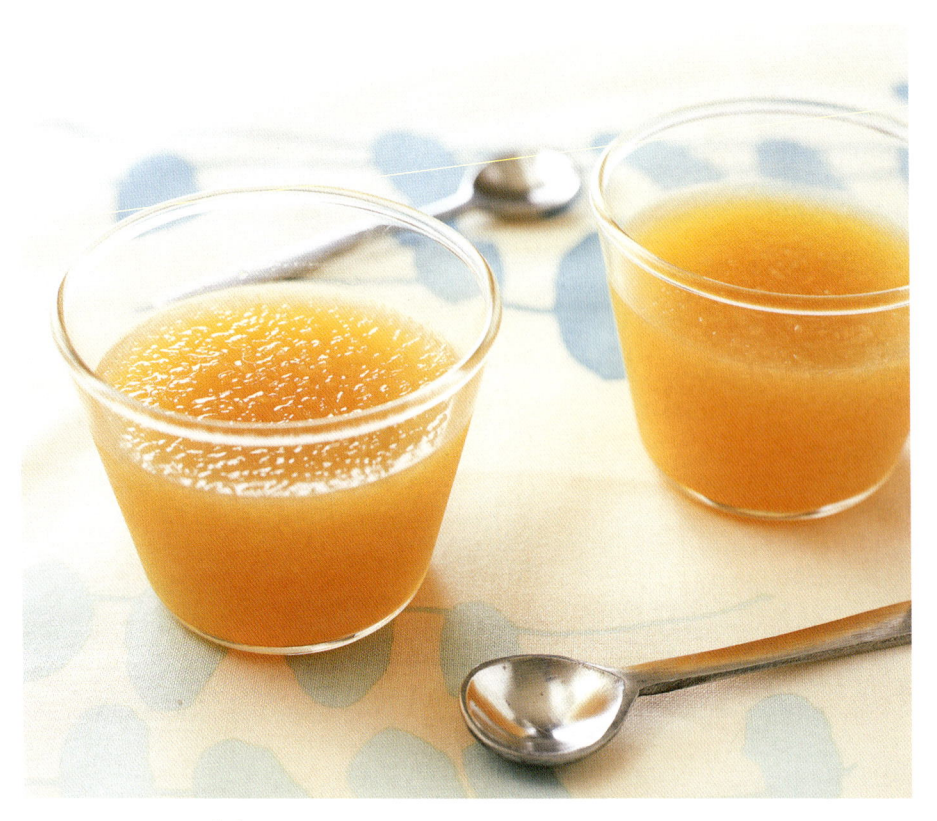

すったりんごが
たっぷり入ってうれしい

すりりんごゼリー

● 【材料】(グラス5個分)
りんご(大)…1個(約300g)
レモン汁…大さじ1
砂糖…40g
水…250ml
ゼラチン液
　┌ゼラチン…大さじ1(10g)
　└水…50ml

● 【作り方】
1. ゼラチンは50mlの水の中に少しずつふり入れて、ふやかしておく。
2. りんごはよく水洗いしてから4等分し、芯を除いて皮をむく。(皮はすてないでとっておく。)
3. りんごはすりおろし、すぐにレモン汁と混ぜ合わせる。
4. 3を耐熱の容器に入れ、500Wの電子レンジで約3分間加熱する。
5. 鍋に水と砂糖、りんごの皮を入れ、沸騰させる。沸騰したら火を止め、皮を取り出してから1のゼラチン液を入れ、だまが残らないようにかき混ぜる。
6. ゼラチンが溶けたら、4のりんごを加えて混ぜ合わせる。
7. ボウルに氷水をはり、6を鍋ごと冷やし、とろみがついたらグラスに流し、冷蔵庫で冷やし固める。

【栄養量】(1個分)
エネルギー　71kcal
たんぱく質　1.9g
脂質　0.1g　食物繊維　0.9g

Point
ワンポイントアドバイス
砂糖の量はりんごの甘みや好みで調整してください。おろし金の目が細かいものであれば、皮つきのままおろしてもおいしくいただけ、栄養もアップします。

悪いとき…
デザート

体の芯から温まる
しょうが入りドリンク

黒砂糖
ジンジャードリンク

● 【材料】（1杯分）
しょうが…20g　黒砂糖…大さじ1½
酢…大さじ1　水…2カップ

● 【作り方】
1. しょうがは薄切りにする。
2. 鍋にしょうが、黒砂糖、酢、水を入れて火にかけ、煮立ったらアクを取って仕上げる。
3. しょうがの薄切りを取り出して、器に注ぐ。

【栄養量】（1杯分）
エネルギー　53kcal
たんぱく質　0.3g
脂質　0.0g　食物繊維　0.2g

Point
ワンポイントアドバイス

ホットでも冷たくしてもおいしい。
風邪気味のときにもおすすめです。

悪いとき…
デザート

おなじみのバーモントドリンクの
ホットタイプ

はちみつ
サワードリンク

● 【材料】（1杯分）
りんご酢…大さじ1
はちみつ…大さじ1
熱湯…150ml

● 【作り方】
1. 熱湯にりんご酢、はちみつを入れてよく溶かす。

【栄養量】（1杯分）
エネルギー　69kcal
たんぱく質　0.1g
脂質　0.0g　食物繊維　0.0g

Point
ワンポイントアドバイス

りんご酢の代わりに、
いろいろな酢で
楽しんでみても。

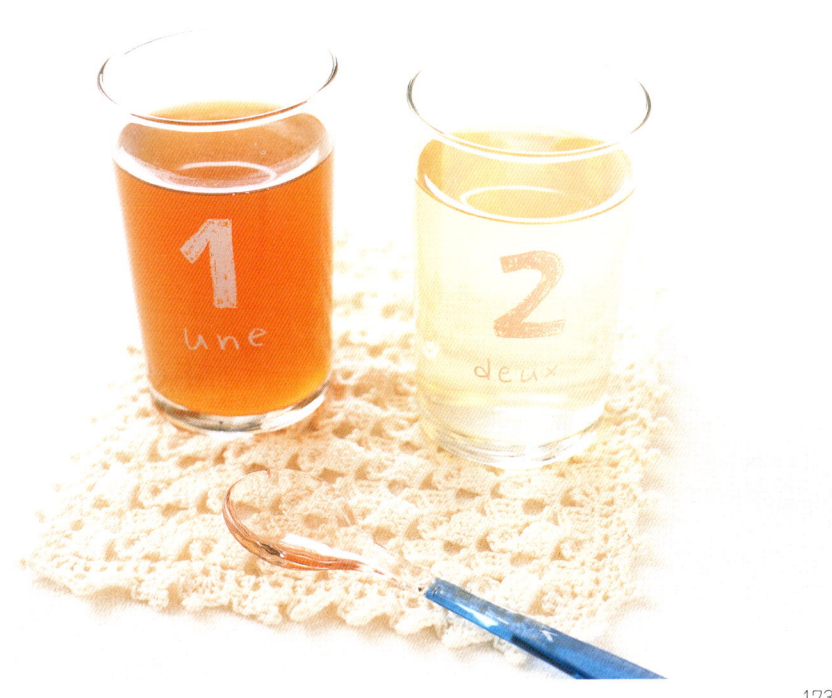

最初におさえておきたい食事のこと

（ 状態のいいときには… ）

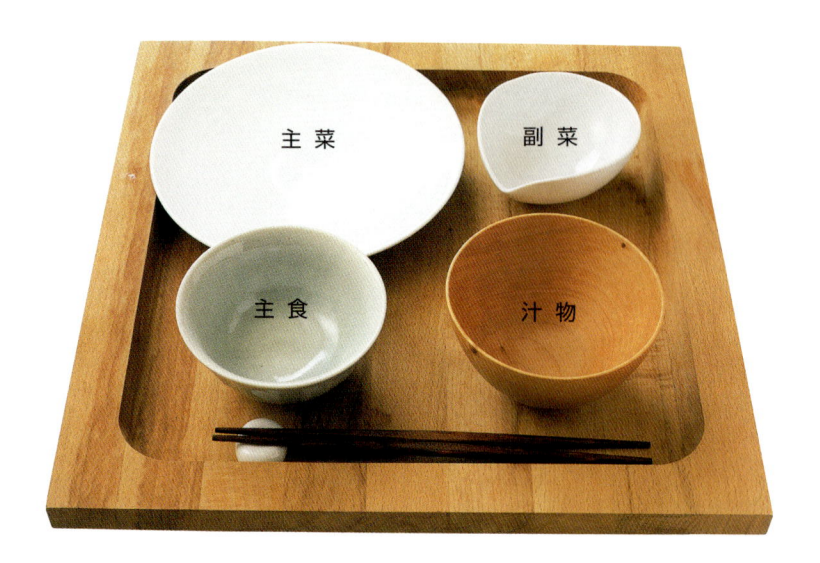

- 体調がいいときは、少しずつ制限を緩めていきましょう。これを食べるとクローン病がよくなるとか、逆に一口も食べてはいけないという食品はありません。要は、何をどれだけ、どのようにして食べるかが大切なのです。
- 私たちは生き続けるためにエネルギーを必要とします。腸管に負担をかけずに、効率よくエネルギーとして利用できるのは炭水化物です。主食となる米、パン、めん、もちなどをしっかり摂取し、十分なエネルギーを確保しましょう。
- 次に、メインのおかずとなる主菜ですが、主菜には一般的に私たちの体を構成するたんぱく質が含まれます。良質なたんぱく源である魚、肉、卵、豆腐の中から、1食につき1品程度を選びます。1日のうちで主菜のたんぱく源が重ならないようにするのが理想です。
- 主食、主菜が決まれば、次は副菜です。副菜には汁物や野菜・芋類を組み入れます。副菜で、体の働きを維持したり調節したりするビタミンやミネラルを補給します。

　また、不足しがちな栄養素を積極的に補給するため、保存がきく常備菜を用意し、体調と相談しながら摂取するとよいでしょう。

- 油はどの料理にも使用するのではなく、1品に重点的に使用するようにしましょう。なお、塩分の極端な制限は必要ありません。

主 食

大根の消化酵素でお腹にやさしい
出しのしみたご飯

油揚げ入り大根ご飯

● 【材料】(2人分)
米…160g (1カップ)
大根…100g
塩…小さじ 1/2
油揚げ…30g
出し汁…1カップ
酒…大さじ2
塩…小さじ 1/4
しょうゆ…小さじ1
大根の葉…20g

● 【作り方】
1. 米は研いでざるに上げ、水けをきっておく。
2. 大根は皮をむいて千六本(マッチ棒の太さ)に切る。ボウルに入れて塩小さじ1/2を全体にまぶし、しんなりしたら水けを絞る。
3. 油揚げは熱湯をかけて油抜きし、水けを絞って5mm角に切る。
4. 大根の葉は小口切りにし、塩(分量外)を加えた熱湯でさっとゆでて水けを絞る。
5. 炊飯器に米、出し汁、酒、塩、しょうゆを入れて混ぜ、その上に**2**の大根、**3**の油揚げをのせて、スイッチを入れる。
6. 炊き上がったら10分蒸らし、よくほぐしてから器に盛り、**4**の大根の葉をのせる。

【栄養量】(1人分)
エネルギー　376kcal
たんぱく質　8.6g
脂質　5.7g　　食物繊維　1.7g

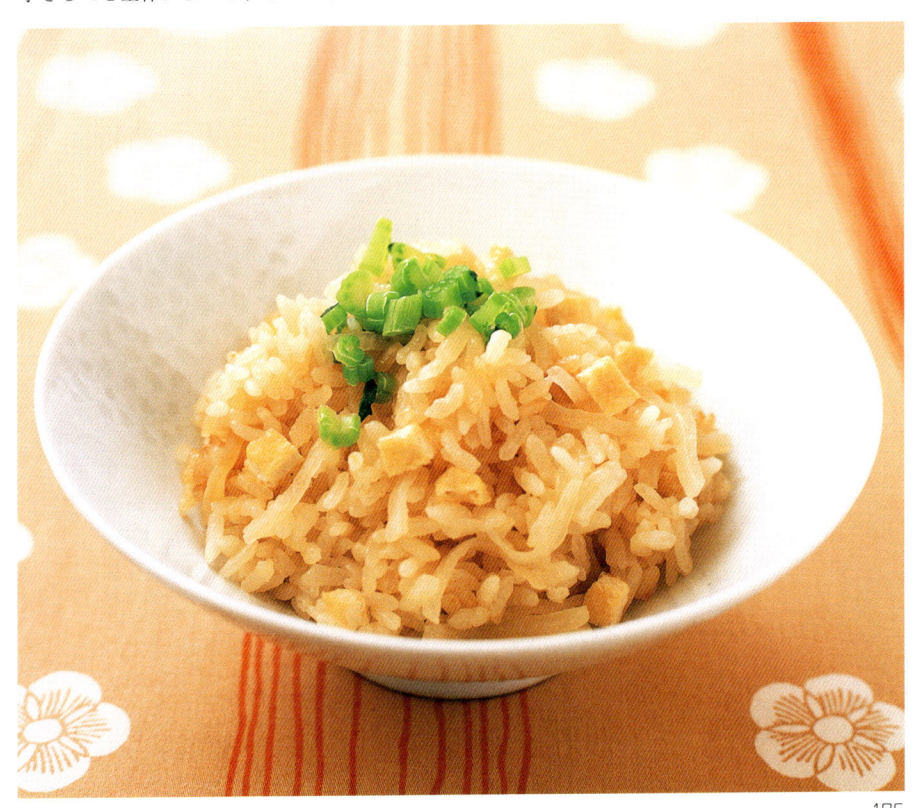

いいとき！
主 菜

たれの効果で
鶏肉がこっくりした味わいに

鶏肉のはちみつみそ焼き

● 【材料】(2人分)
鶏もも肉(皮なし)
　…150g(75gのもの2枚)
サラダ油…小さじ1
はちみつみそだれ
　[はちみつ…大さじ1　みそ…大さじ1
　 しょうゆ…小さじ1/2]
サニーレタス…25g　白髪ねぎ…5g

● 【作り方】
1. サニーレタスは食べやすい大きさにちぎる。
2. 鶏もも肉は筋をとり、厚みが均等になるように包丁を入れる。
3. フッ素樹脂加工のフライパンにサラダ油を熱し、中火で**2**の両面をこんがりと焼く。
4. はちみつ、みそ、しょうゆを混ぜ合わせたはちみつみそだれを回し入れ、鶏肉にからませながらさらに火を通す。たれが全体によくからんだら火を止める。
5. **4**を1cm幅の削ぎ切りにして器に盛り、サニーレタスを添え、上に白髪ねぎを飾る

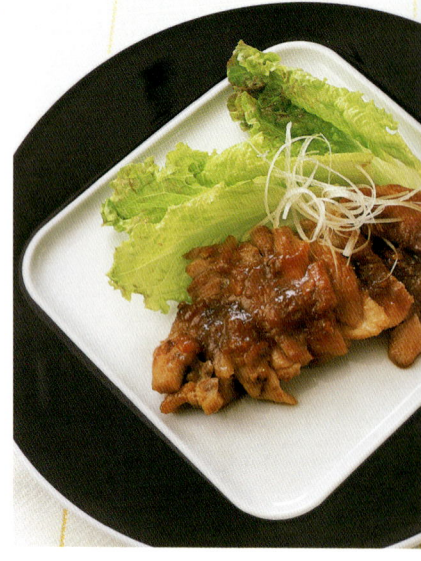

【栄養量】(1人分)
エネルギー　175kcal
たんぱく質　17.9g
脂質　6.1g　食物繊維　0.7

Point ワンポイントアドバイス ｜｜ 冷めてもおいしいので、お弁当のおかずにも合います。

いいとき！
主 菜

ふんわり卵焼きが
大根おろしでよりさっぱりと

はんぺん入り卵焼き

● 【材料】(2人分)
卵液
　[卵…3個　はんぺん…30g
　 万能ねぎ…10g　出し汁…大さじ1
　 みりん…小さじ1　しょうゆ…小さじ1]
サラダ油…小さじ1
青じそ…1枚　大根…80g

● 【作り方】
1. はんぺんはみじん切りにし、万能ねぎは小口切りにする。大根はおろして、軽く水けをきる。
2. 卵を溶きほぐし、出し汁、みりん、しょうゆを加え、よく混ぜ合わせる。
3. **2**に**1**のはんぺんと万能ねぎを加えて、卵液を作る。
4. 卵焼き器を熱してサラダ油をペーパータオルなどで薄く塗り、**3**の卵液の1/3量をジュッと流し入れ、全体に広げる。
5. 軽く菜箸で混ぜ、表面が半熟状になったら向こう側から手前にクルクルと巻く。巻き終わったら向こう側にもどし、また油少々をひき、残りの卵液も1/3量ずつ同様に流し入れ、次々に巻き込む。
6. 最後に卵をひっくり返して、軽く焦げ目をつけて火を止める。
7. 粗熱がとれたら、食べやすく切り分ける。器に青じそをのせ、卵焼きを盛り、大根おろしをのせる。

いいとき！
主 菜

白身魚も具だくさんの野菜とスープで
しっかり主菜に

魚の野菜スープ煮

● 【材料】（2人分）
白身魚（たら、金目鯛、鯛など。写真はたら）
　…150g（75gのもの2枚）
塩・こしょう…各少々
小麦粉…少々
オリーブ油…小さじ1
トマト…100g
じゃがいも…50g
にんじん…30g
セロリ…30g
白ワイン（酒でも）…1/4カップ
水…3/4カップ
コンソメスープの素…1個
塩・こしょう…各少々
パセリのみじん切り…少々

● 【作り方】
1. トマトは湯むきし、種を取り除いて7〜8mmの角切りにする。じゃがいもは皮をむいて7〜8mmの角切りにし、水にさらす。にんじんも皮をむいて7〜8mmの角切りにし、セロリは筋をとって7〜8mmの角切りにする。
2. 白身魚は軽く塩・こしょうしてから小麦粉を薄くまぶし、余分な粉をはたく。
3. フッ素樹脂加工のフライパンにオリーブ油を熱し、魚の両面を焼く。白ワインと水を加え、**1**の野菜、コンソメスープの素をくずして入れ、ふたをして野菜がやわらかくなるまで弱火で煮る。
4. 塩・こしょうで味をととのえ、火を止める。
5. 器に盛り、パセリを散らす。

【栄養量】（1人分）
エネルギー　145kcal
たんぱく質　14.5g
脂質　2.4g　食物繊維　1.5g

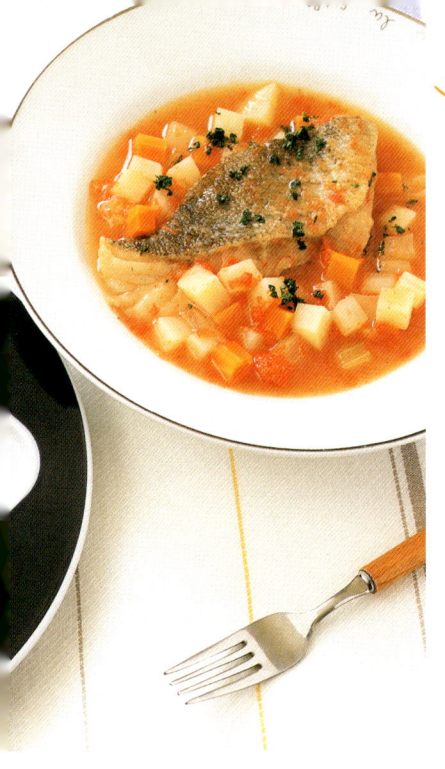

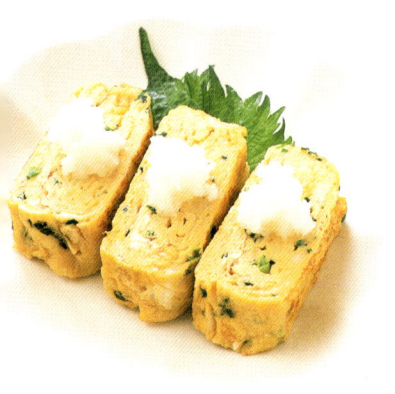

Point
ワンポイントアドバイス
魚は旬の白身魚を。皮を除いた鶏肉でも代用可能です。

【栄養量】（1人分）
エネルギー　159kcal
たんぱく質　11.1g
脂質　9.9g　食物繊維　0.3g

Point
ワンポイントアドバイス
卵焼きはまとめて作っておけば、冷凍保存も可能。
お弁当には凍ったまま入れれば、昼には自然解凍し、
腐敗防止にもなります。

副菜 〈いいとき!〉

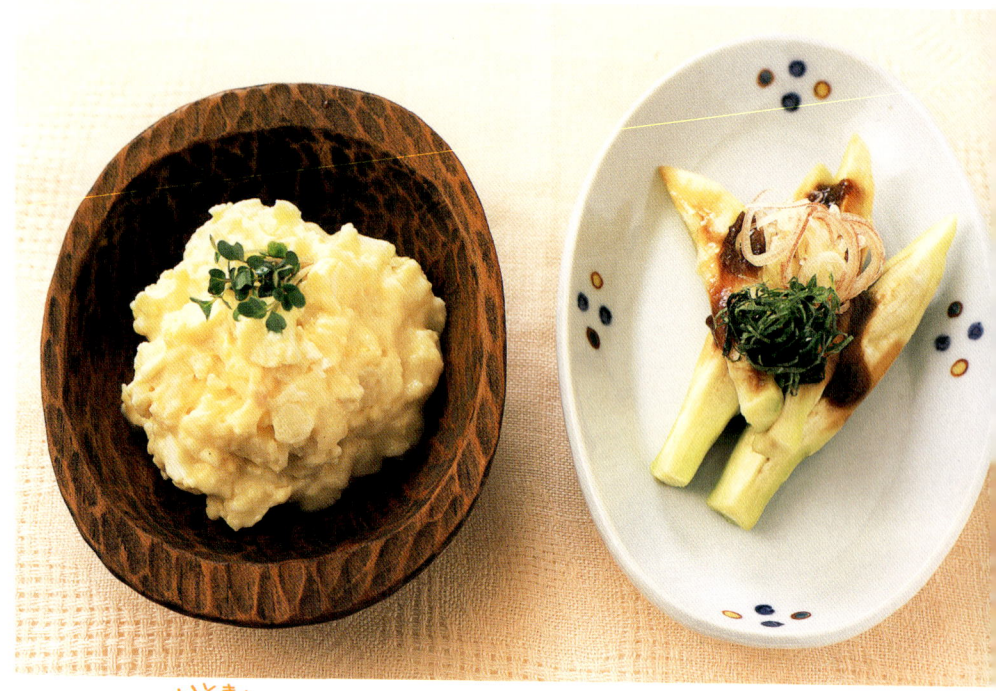

みそを隠し味にしたマヨネーズが
やさしい味わい

変わりポテトサラダ

● 【材料】(2人分)
じゃがいも…150g
卵…1個
カロリー1/4マヨネーズ…大さじ1 1/2
みそ…小さじ1/2
塩・こしょう…各少々
スプラウト(ブロッコリースプラウトのような小さいもの)…適宜

● 【作り方】
1. じゃがいもは丸ごと塩ゆでし、竹串がスーッと入ったら皮をむいて軽くつぶす。
2. 卵は水から入れて火にかけ、沸騰してから約10分ゆで、殻をむく。
3. ボウルにじゃがいもとゆで卵を入れ、へらでつぶしながらよく混ぜて、マヨネーズとみそ、塩、こしょうで味をととのえる。
4. 器に盛り、スプラウトを飾る。

【栄養量】(1人分)
エネルギー　114kcal
たんぱく質　4.5g
脂質　4.5g　食物繊維　1.1g

Point ワンポイントアドバイス
急ぐときには、じゃがいもを電子レンジで加熱することもできます。丸ごとラップし、1個につき500Wの電子レンジで約3〜4分加熱(100gにつき、2分30秒の割合)すればOKです。

副菜 〈いいとき!〉

食欲のない暑い日でも
さっぱりといただける一品

蒸しなすの梅だれ

● 【材料】(2人分)
なす…2個(150g)
みょうが…15g
青じそ…2枚
梅だれ
　梅干し…1個
　しょうゆ…適宜(梅干しの塩分の加減で調整)
　水…小さじ1

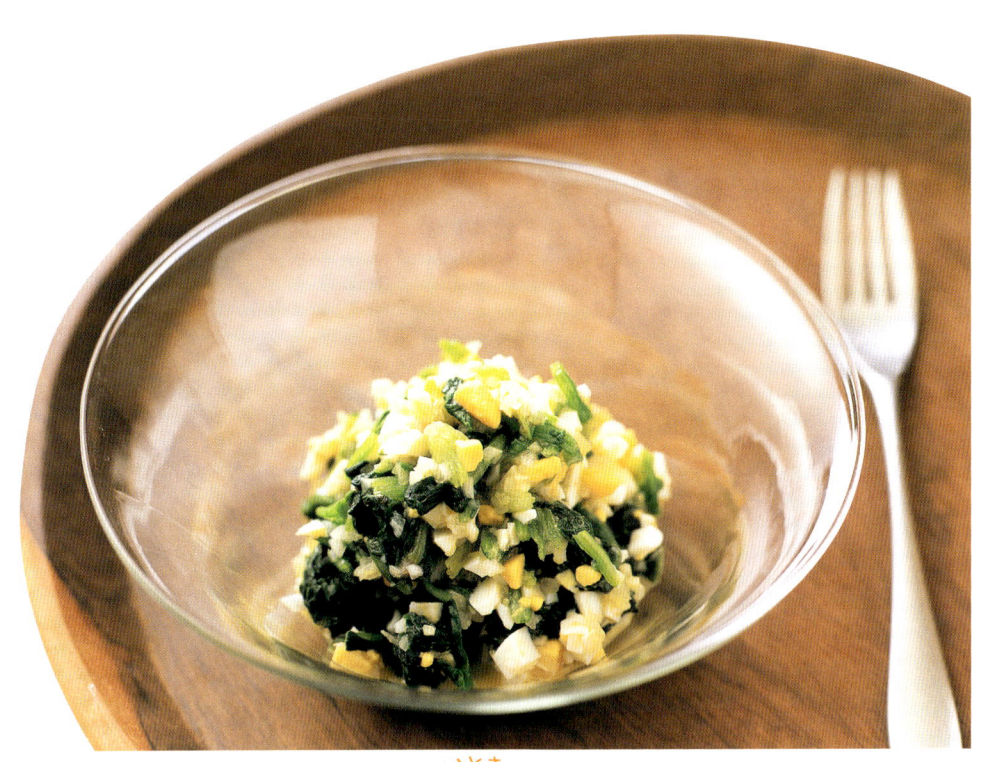

● 【作り方】
1. 梅干しは種を除き、果肉を包丁で叩いてペースト状にする。味をみながらしょうゆと水を加える。
2. みょうがは薄い輪切りにし、青じそはせん切りにする。
3. なすはへたを取り、ピーラーで皮をむく。ところどころを菜ばしで刺し、穴を開ける。
4. 3を耐熱容器に並べ、ラップをして500Wの電子レンジで約4分加熱する。
5. 縦に4つに切って器に盛り、1の梅だれをかけ、2のみょうがと青じそを飾る。

【栄養量】(1人分)
エネルギー　20kcal
たんぱく質　1.0g
脂質　0.1g　食物繊維　1.9g

Point
ワンポイントアドバイス
梅だれはそうめんやきゅうり、長いも、れんこんなどにかけても。

> いいとき！
> **副菜**

ビタミン、ミネラルにたんぱく質も補強した彩りサラダ

ほうれんそうとゆで卵のサラダ

● 【材料】(2人分)
ほうれんそう…120g
玉ねぎ…30g　卵…1個
ノンオイルドレッシング(市販品)…大さじ2

● 【作り方】
1. ほうれんそうは熱湯で色よくゆでて冷水にとる。水けをよく絞り、1cm長さに切る。
2. 卵は水から入れて火にかけ、沸騰してから約10分ゆで、殻をむいて粗みじんに切る。
3. 玉ねぎはみじん切りにし、さっと水にさらしてから水けをきる。
4. ボウルにほうれんそう、卵、玉ねぎを入れ、ドレッシングをかけてよく混ぜ合わせる。

【栄養量】(1人分)
エネルギー　58kcal　たんぱく質　4.5g
脂質　2.8g　食物繊維　1.9g

常備菜

クローン病の患者さんは、ビタミンB$_{12}$、ビタミンA、ビタミンB$_6$、葉酸、鉄、亜鉛などの栄養素が不足しがちになります。

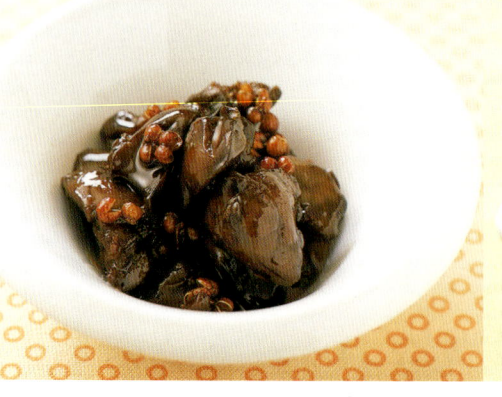

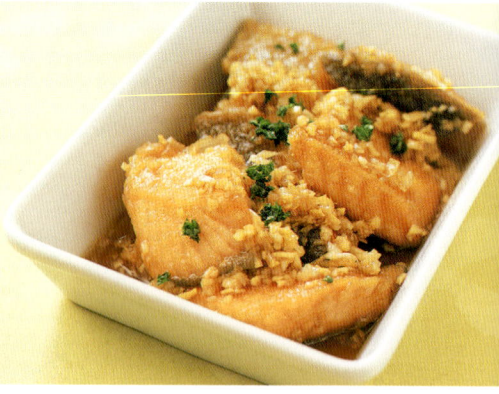

不足しがちな鉄、亜鉛、ビタミンB$_{12}$、ビタミンA、葉酸が補える

レバーの山椒煮

● 【材料】（作りやすい分量）
鶏レバー…250g
砂糖…大さじ2　しょうゆ…大さじ1
みりん…50ml　日本酒…100ml
山椒の実（粒状の乾燥品）…小さじ2

● 【作り方】
1. 鶏レバーは一口大に切り、流水でよく洗って水けをきる。
2. 1のレバーを熱湯で3～4分下ゆでし、流水でよく洗って水けをきる。
3. 鍋に砂糖、しょうゆ、みりん、日本酒、山椒の実を入れて沸騰させる。沸騰したら2のレバーを入れ、4～5分煮て取り出す。
4. 3のたれをとろみがつくまで煮詰め、レバーを戻し、全体にからめる。

【栄養量】（5回分の1食）
エネルギー　118kcal　たんぱく質　9.8g
脂質　1.5g　食物繊維　0.0g
鉄　4.5mg　亜鉛　1.7mg
ビタミンB$_{12}$　22.2µg
ビタミンA（レチノール当量）7000µg
葉酸　651µg

Point　ワンポイントアドバイス

レバーを煮汁の中で煮詰めると固くなってしまうので、一度取り出して煮汁を煮詰め、もう一度戻して味をからめるのが柔らかく仕上げるポイントです。
山椒の実は、はずしていただきます。山椒が入手できないときは、しょうがでもOKです。

たんぱく質はもちろん、ビタミンB$_{12}$、ビタミンB$_6$が補える

さけの南蛮風

● 【材料】（作りやすい分量）
生ざけ…160g（80gのもの2切れ）　塩…小さじ$^1/_3$
片栗粉…適量　ごま油…小さじ1
たれ
┌しょうが…$^1/_2$かけ　長ねぎ…10cm
│にんにく…$^1/_2$かけ　出し汁…大さじ2
│しょうゆ…大さじ1　酢…大さじ1
└砂糖…大さじ$^1/_2$
パセリのみじん切り…適量

● 【作り方】
1. さけは3～4つに切って水分をふき取り、塩をふって片栗粉をまぶす。
2. たれを作る。しょうが、長ねぎ、にんにくはみじん切りにし、ボウルにすべての材料を合わせる。
3. フッ素樹脂加工のフライパンにごま油を熱し、1のさけの両面をこんがりと焼き、熱いうちに2のたれに漬け込む。
4. 器に盛り、パセリをふる。

【栄養量】（3回分の1食）
エネルギー　102kcal　たんぱく質　12.4g
脂質　3.5g　食物繊維　0.2g
ビタミンB$_6$　0.37mg
ビタミンB$_{12}$　3.2µg

Point　ワンポイントアドバイス

たれの薬味は体調に合わせて使います。にんにくはつぶして入れ、香りだけ移すようにして取り出してもよいでしょう。さけのほかにさば、かつお、皮を除いた鶏肉などでも応用できます。

そこで、体調のいいときには、これらの栄養素を食事から積極的に補給しましょう。保存できる常備菜なので、体調と相談しながらどうぞ。

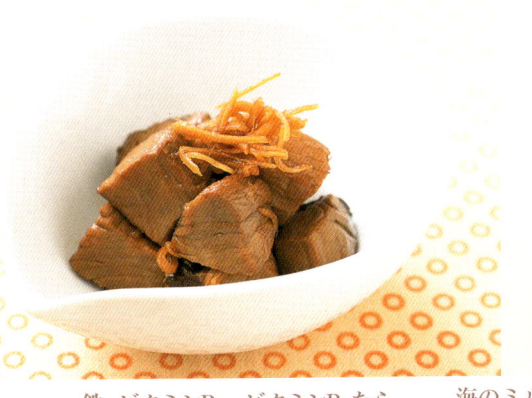

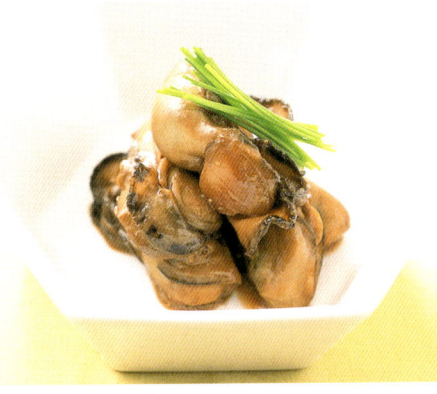

鉄、ビタミンB₁₂、ビタミンB₆ならおまかせ

かつおのしょうが煮

● 【材料】（作りやすい分量）
かつお…150g
塩…少々
しょうが…15g
煮汁
┌ しょうゆ…大さじ2
│ 酒…70ml
│ みりん…大さじ3
└ 砂糖…大さじ1

● 【作り方】
1. かつおは2cm角に切り、塩をふって10分ほどおき、熱湯でさっと火を通す。
2. しょうがはせん切りにする。
3. 鍋にしょうゆ、酒、みりん、砂糖を入れて火にかけ、煮立ったらかつおとしょうがを入れ、沸騰したら弱火にする。10～15分煮たら火を止め、そのまま煮汁の中でさます。

【栄養量】（3回分の1食）
エネルギー　173kcal
たんぱく質　13.6g
脂質　3.1g　食物繊維　0.1g
鉄　1.2mg
ビタミンB₆　0.43mg
ビタミンB₁₂　4.3μg

Point
ワンポイントアドバイス

かつおの代わりに、いわし、さんまなど、旬の青背の魚を使っても。

海のミルクといわれるかきで、鉄、亜鉛、ビタミンB₁₂の補給を

かきのオイスターソース煮

● 【材料】（作りやすい分量）
かき…150g　酒…大さじ1
にんにく…1/2かけ
オイスターソース…大さじ1
ごま油…小さじ2
芽ねぎ…適量

● 【作り方】
1. かきは塩か大根おろし（分量外）で洗って水けをきり、酒をふって10分くらいおく。にんにくは半分に切ってつぶす。
2. 鍋にごま油小さじ1を熱し、にんにくを入れて炒め、香りが出たらにんにくを取り出し、かきを酒ごと入れる。
3. かきから汁が出てきたらオイスターソースを入れて煮詰め、汁けがなくなったら残りのごま油を入れて火を止める。
4. 器に盛り、芽ねぎをのせる。

【栄養量】（3回分の1食）
エネルギー　67kcal
たんぱく質　3.7g
脂質　3.4g　食物繊維　0.1g
鉄　1.0mg　亜鉛　6.7mg
ビタミンB₁₂　14.2μg

Point
ワンポイントアドバイス

冷蔵庫で1週間くらいは保存できます。

全国の診療医リスト (2010年8月現在)

　みなさまから寄せられる医療機関や医師の紹介のご要望にお答えし、2010年8月現在、日本炎症性腸疾患協会（CCFJ）にご協力いただいている医師で、実際に診療を行っており、リスト掲載を了承くださった方々をご紹介します。このリストに掲載されている以外にも、熱心に治療を行っている医療機関、医師は存在しますが、上記の条件をご承知おきのうえ、このリストをご参照ください。なお、リストは日本炎症性腸疾患協会（CCFJ）のホームページ（http://www.ccfj.jp/）にも掲載されており、2013年中には更新される予定です。

　※小児科医については、このリストから近医が見つからない場合、このリストに掲載されている小児科医にご相談ください。お近くの医師を紹介していただけます。

●内科（＊印の付いている先生は、小児の診療についても相談できます）

エリア	医師（敬称略）	病院	診療科
北海道旭川市	高後裕	旭川医科大学病院	第3内科
北海道札幌市	有村佳昭	札幌医科大学附属病院	第一内科
北海道札幌市	本谷聡	札幌厚生病院	第1消化器科
北海道札幌市	野村昌史	手稲渓仁会病院	消化器病センター
北海道札幌市	武田宏司	北海道大学病院	第三内科
北海道札幌市	須賀俊博	豊和会札幌病院	消化器内科
青森県弘前市	福田眞作	弘前大学医学部附属病院	消化器内科
青森県弘前市	石黒陽	弘前大学医学部附属病院	光学医療診療部
秋田県秋田市	飯塚政弘	秋田赤十字病院 あきた健康管理センター	消化器科
宮城県仙台市	髙木承	髙木外科内科胃腸科医院	
宮城県仙台市	木内喜孝	東北大学病院	消化器内科
宮城県仙台市	遠藤克哉	東北大学病院	消化器内科
宮城県仙台市	野口光徳	野口胃腸科医院	胃腸消化器科
福島県いわき市	樋渡信夫	いわき市立総合磐城共立病院	内科
新潟県長岡市	富所隆	長岡中央綜合病院	消化器病センター（内科）
新潟県新潟市	月岡恵	新潟市民病院	消化器科
新潟県新潟市	杉村一仁	新潟市民病院	消化器科
新潟県新潟市	鈴木健司	新潟大学医歯学総合病院	第3内科
新潟県新発田市	本間照	新潟県立新発田病院	内科
栃木県下野市	山本博徳	自治医科大学附属病院	消化器・肝臓内科
栃木県下都賀郡	菅家一成	獨協医科大学病院	消化器内科
栃木県下都賀郡	富永圭一	獨協医科大学病院	消化器内科

埼玉県上尾市	大森敏秀		大森敏秀胃腸科クリニック	
埼玉県所沢市	岩下悦郎		岩下悦郎消化器内科クリニック	
埼玉県所沢市	三浦総一郎		防衛医科大学校病院	内科2
埼玉県蓮田市	正田良介		国立病院機構東埼玉病院	内科・総合診療科
東京都新宿区	岩男泰		慶應義塾大学病院	消化器内科
東京都新宿区	久松理一		慶應義塾大学病院	消化器内科
東京都新宿区	髙添正和	＊	社会保険中央総合病院	炎症性腸疾患センター
東京都新宿区	吉村直樹		社会保険中央総合病院	消化器内科（炎症性腸疾患）
東京都文京区	渡辺守		東京医科歯科大学医学部附属病院	消化器内科
東京都文京区	長沼誠		東京医科歯科大学医学部附属病院	消化器内科
東京都港区	猿田雅之		東京慈恵会医科大学附属病院	消化器・肝臓内科
東京都葛飾区	松岡美佳		東京慈恵会医科大学附属病院	消化器・肝臓内科
東京都新宿区	飯塚文瑛		東京女子医科大学病院	消化器内科（IBDセンター）
東京都世田谷区	鳥居明		鳥居内科クリニック	
東京都大田区	倉形秀則		東邦大学医療センター大森病院	消化器内科
東京都中央区	福田勝之		聖路加国際病院	消化器内科
東京都立川市	都築義和		つづきクリニック	消化器科
千葉県佐倉市	鈴木康夫	＊	東邦大学医療センター佐倉病院	消化器センター
千葉県千葉市	勝野達郎		千葉大学医学部附属病院	消化器内科
千葉県千葉市	佐藤徹		千葉大学医学部附属病院	消化器内科
神奈川県横浜市	倉形秀則		井上胃腸科・内科クリニック	胃腸科
神奈川県横浜市	中島淳		横浜市立大学附属病院	消化器内科
神奈川県横浜市	国崎玲子	＊	横浜市立大学附属 市民総合医療センター	炎症性腸疾患 （IBD）センター
神奈川県横浜市	大塚和朗		昭和大学横浜市北部病院	消化器センター
神奈川県川崎市	朝倉均		医療法人社団 こうかん会こうかんクリニック	内科
神奈川県鎌倉市	上野文昭		大船中央病院	消化器肝臓病センター
神奈川県相模原市	小林清典		北里大学東病院	消化器内科
神奈川県相模原市	横山薫		北里大学東病院	消化器内科
長野県須坂市	赤松泰次		長野県立須坂病院	内科・内視鏡センター
静岡県浜松市	花井洋行		浜松南病院	消化器病・IBDセンター
愛知県名古屋市	渡辺修		名古屋大学医学部附属病院	消化器内科
愛知県名古屋市	宮田充樹		宮田医院	

愛知県豊橋市	岡村正造	豊橋市民病院	消化器内科
愛知県豊明市	平田一郎	藤田保健衛生大学病院	消化器内科
愛知県豊明市	渡邊真	藤田保健衛生大学病院	消化器内科
愛知県豊明市	長坂光夫	藤田保健衛生大学病院	消化器内科
愛知県西尾市	高濱和也	高浜内科	
愛知県豊田市	渡邊真	渡邊医院	
富山県富山市	松田耕一郎	富山県立中央病院	内科（消化器）
石川県金沢市	土山寿志	石川県立中央病院	消化器内科
石川県金沢市	加賀谷尚史	金沢大学附属病院	消化器内科
石川県金沢市	北村和哉	金沢大学附属病院	消化器内科
滋賀県大津市	趙栄済	大津市民病院	消化器科
滋賀県大津市	藤山佳秀	滋賀医科大学医学部附属病院	消化器内科
滋賀県大津市	佐々木雅也	滋賀医科大学医学部附属病院	栄養治療部消化器内科
滋賀県大津市	安藤朗	滋賀医科大学医学部附属病院	消化器内科
滋賀県大津市	辻川知之	滋賀医科大学医学部附属病院	消化器内科
京都府京都市	仲瀬裕志	京都大学医学部附属病院	消化器内科
京都府京都市	内藤裕二	京都府立医科大学附属病院	消化器内科
京都府京都市	多田正大	多田消化器クリニック	
奈良県大和高田市	吉川周作	健生会土庫病院・ 奈良大腸肛門病センター	大腸・肛門科
大阪府大阪市	渡辺憲治	大阪市立大学医学部附属病院	消化器内科
大阪府大阪市	伊藤裕章	医療法人錦秀会インフュージョンクリニック	
大阪府大阪市	西下正和	西下胃腸病院	胃腸科
大阪府大阪市	清水誠治	大阪鉄道病院	消化器内科
大阪府大阪市	村野実之	むらのクリニック	
大阪府泉大津市	押谷伸英	泉大津市立病院	内科・消化器内科
大阪府吹田市	飯島英樹	大阪大学医学部附属病院	消化器内科
大阪府枚方市	岡崎和一	関西医科大学附属枚方病院	消化器肝臓内科
大阪府守口市	岡崎和一	関西医科大学附属滝井病院	消化器肝臓内科
大阪府守口市	高尾美幸	守口敬任会病院	消化器内科
大阪府高槻市	村野実之	大阪医科大学附属病院	消化器内科 消化管（食道・胃・腸）
大阪府東大阪市	北野厚生	若草第一病院	内視鏡センター （消化器科）

兵庫県神戸市	山村誠	神戸掖済会病院	内科・消化器科	
兵庫県神戸市	吉田優	神戸大学医学部附属病院	消化器内科	
兵庫県西宮市	松本譽之	兵庫医科大学病院	消化器内科	
兵庫県西宮市	樋田信幸	兵庫医科大学病院	消化器内科	
兵庫県西宮市	福永健	兵庫医科大学病院	消化器内科	
兵庫県西宮市	應田義雄	兵庫医科大学病院	消化器内科	
兵庫県西宮市	福田能啓	兵庫医科大学病院	内科　総合診療部	
兵庫県篠山市	福田能啓	兵庫医科大学ささやま医療センター	消化器科	
兵庫県伊丹市	小坂正	山川医院	内科、消化器科	
兵庫県明石市	西村和彦	にしむら内科クリニック		
岡山県倉敷市	春間賢	川崎医科大学附属病院	食道・胃腸内科	
島根県出雲市	木下芳一	島根大学医学部附属病院	消化器内科	
広島県広島市	隅井雅晴	広島記念病院	内科	
広島県広島市	水野元夫	広島市立広島市民病院	内視鏡科	
広島県広島市	田中信治	広島大学病院	消化器・代謝内科（内視鏡診療科）	
広島県広島市	上野義隆	広島大学病院	消化器・代謝内科（内視鏡診療科）	
香川県高松市	稲葉知己	香川県立中央病院	消化器内科	
高知県須崎市	一森俊樹	須崎くろしお病院	内科	
愛媛県松山市	堺勇二	松山赤十字病院	胃腸センター（消化器科）	
福岡県福岡市	松本主之	九州大学病院	消化管内科	
福岡県福岡市	古賀秀樹	九州大学病院	消化管内科	
福岡県福岡市	八尾恒良	佐田病院	消化器内科	
福岡県福岡市	青柳邦彦	福岡大学病院	消化器内科	
福岡県筑紫野市	松井敏幸	福岡大学筑紫病院	消化器科	
福岡県久留米市	光山慶一	久留米大学病院	消化器病センター	
福岡県芦屋町	櫻井俊弘	町立芦屋中央病院	消化器科	
長崎県長崎市	牧山和也	井上病院	炎症性腸疾患（専門外来）	
長崎県西彼杵郡	水田陽平	女の都病院	内科	
熊本県熊本市	野崎良一	高野病院	消化器内科	
熊本県熊本市	大湾朝尚	高野病院	消化器内科	
宮崎県清武町	山本章二朗	宮崎大学医学部附属病院	消化器血液内科（第二内科）	

エリア	医師（敬称略）	病院	診療科
鹿児島県鹿児島市	大井秀久	今村病院	消化器内科
鹿児島県鹿児島市	坪内博仁	鹿児島大学病院	消化器内科
沖縄県西原町	金城福則	琉球大学医学部附属病院	第一内科

●外科（＊印の付いている先生は、小児の診療についても相談できます）

エリア	医師（敬称略）	病院	診療科
北海道旭川市	河野透	旭川医科大学病院	第二外科（消化器外科・一般外科）
秋田県秋田市	小棚木均	秋田赤十字病院	外科
宮城県仙台市	福島浩平	東北大学病院	胃腸外科
宮城県仙台市	佐々木巌	東北大学病院	胃腸外科
宮城県仙台市	舟山裕士	東北労災病院	大腸肛門外科
新潟県新潟市	畠山勝義	新潟大学医歯学総合病院	消化器・一般外科
新潟県新潟市	飯合恒夫	新潟大学医歯学総合病院	消化器・一般外科
栃木県宇都宮市	小澤平太	栃木県立がんセンター	外科
埼玉県さいたま市	小西文雄	自治医科大学附属さいたま医療センター	一般・消化器外科
東京都江東区	武藤徹一郎	癌研有明病院	消化器センター 消化器外科
東京都葛飾区	小村憲一	小村肛門科医院	肛門科
東京都港区	澤田俊夫	芝パーククリニック	
東京都新宿区	佐原力三郎	社会保険中央総合病院	大腸肛門病センター
東京都板橋区	渡邉聡明	帝京大学医学部附属病院	外科
東京都新宿区	板橋道朗	東京女子医科大学病院	外科・小児外科（IBDセンター）
東京都港区	篠崎大	東京大学医科学研究所附属病院	外科
神奈川県横浜市	福島恒男	松島クリニック	
神奈川県横浜市	木村英明	横浜市立大学附属市民総合医療センター	炎症性腸疾患（IBD）センター
神奈川県横浜市	杉田昭　＊	横浜市立市民病院	炎症性腸疾患（IBD）科
神奈川県横浜市	小金井一隆	横浜市立市民病院	炎症性腸疾患（IBD）科
静岡県浜松市	中井勝彦	松田病院	IBDセンター
愛知県名古屋市	横山正	横山胃腸科病院	外科

愛知県名古屋市	三枝直人		横山胃腸科病院	大腸肛門科
愛知県豊田市	太田章比古		家田病院	
福井県福井市	宗本義則		福井県済生会病院	外科
三重県津市	楠正人		三重大学医学部附属病院	消化管外科
三重県津市	三木誓雄		三重大学医学部附属病院	消化管外科
三重県津市	荒木俊光		三重大学医学部附属病院	消化管外科
三重県四日市市	松本好市		四日市社会保険病院	外科（大腸肛門科・ＩＢＤセンター）
三重県四日市市	梅枝覚		四日市社会保険病院	外科（大腸肛門科・ＩＢＤセンター）
三重県四日市市	山本隆行		四日市社会保険病院	外科（大腸肛門科・ＩＢＤセンター）
京都府京都市	坂井義治		京都大学医学部附属病院	消化管外科
大阪府大阪市	前田清		大阪市立大学医学部附属病院	消化器外科
大阪府吹田市	伊藤壽記		大阪大学医学部附属病院	消化器外科
大阪府吹田市	中島清一		大阪大学大学院医学系研究科	外科学講座消化器外科学
大阪府堺市	根津理一郎	*	大阪労災病院	外科
大阪府枚方市	吉岡和彦		関西医科大学附属枚方病院	消化器外科
大阪府守口市	李喬遠		守口敬任会病院	外科
奈良県大和高田市	稲次直樹		土庫病院	奈良大腸肛門病センター
奈良県橿原市	藤井久男		奈良県立医科大学附属病院	消化器・一般外科
兵庫県神戸市	橋本可成		三菱神戸病院	消化器科
兵庫県西宮市	池内浩基		兵庫医科大学病院	下部消化管外科
広島県広島市	大毛宏喜		広島大学病院	消化器外科
広島県呉市	碓井芳樹		碓井サテライトクリニック	胃腸科・肛門科
福岡県福岡市	壬生隆一		福岡山王病院	消化器センター
福岡県筑紫野市	二見喜太郎		福岡大学筑紫病院	外科
福岡県筑紫野市	東大二郎		福岡大学筑紫病院	外科
福岡県久留米市	荒木靖三		くるめ病院	IBD外来
宮崎県清武町	佛坂正幸		宮崎大学医学部附属病院	第一外科

索引

あ

IOIBD……49,134
IVH　→中心静脈栄養
亜鉛……45,141
アクアソリタ……70
アクアライト®……70
悪性リンパ腫……106
アクトネル®……96
アザチオプリン……45,80,81
アザニン®……23,25
アダリムマブ……81
アフタ性潰瘍……55
アヘンチンキ®……136
アルブミン……20,49
いいときの食事……138,174
胃管……59
イサゴール®……138
痛み……53
ED　→成分栄養剤
ED療法　→成分栄養療法
イー・ディー・エフ……138
遺伝……12,122
胃不快感……26
イムラン®……22,25,45,130
医療費……154
　合併症の――……157
　通院時の――……156
　入院時の――……156
イレウス　→腸閉塞
イレウス管……59
飲酒……142
インシュリン……116
イントラファット……44
イントラリピッド……44
インフリキシマブ……45
ウルソ®……114
運動……146
HPN　→在宅中心静脈栄養
栄養療法……21,31,79
エコノミークラス症候群……59
Ｓ状結腸……62
壊疽性膿皮症……101,112
FDA分類……123
エレンタール®……
　21,33,34,35,44,69,124
嚥下困難……103
エンシュア・リキッド®……
　21,33
炎症性腸疾患……3

か

塩分……126
嘔気……26
黄耆建中湯……41
嘔吐……41
OS-1……70
悪心……31
オストメイト……69
お腹の張り……41
おなら　→ガス

会社への説明……73,149
潰瘍……8,103,107
潰瘍性大腸炎……5
下行結腸……62
下肢血栓性静脈炎……115
ガス……71
ガス抜きフィルター……72
家族内発病……12
学校生活……83
学校への説明……73,84,85,147
合併症……100
　合併症の医療費……157
　関節への合併症……110
　術後合併症……58
　胆嚢への合併症……113
　腸管外合併症……100,101
　腸管合併症……100
　皮膚への合併症……112
　目への合併症……113
過敏性腸症候群……5
カマ®……137
カリウム……69,137
カルシウム……141
加齢……97
がん……12,100,105
肝炎……113
寛解……8
肝機能障害……26,52,115
患者数……10
関節炎……8,101,110
関節症……101,110
感染……12
感染症……25,26
感染性腸炎……5
漢方薬……39
気胸……51
帰脾湯……41
給食……85

休職時の社会保障……159
急性腸炎……42
狭窄……8,12,41,53,81,100,104,139
狭窄形成術……56,81,104
胸痛……103
巨赤芽球性貧血……126,140
駆瘀血剤……40
薬……22,23
　漢方薬……39
　座薬……21
　市販薬……38
　授乳時の薬……129
　妊娠と薬……122
　服薬期間……36
クッキンサプリ® サンファイバー
　……138
クレアチニン……21
クローン病……8
　――と遺伝……12,122
　――と感染……12
　――の患者数……10
　――の原因……8
　――の生命予後……11
経口補水飲料……70,138
経腟分娩……129
経腸栄養剤……33,83
経腸栄養療法……32,44
血液検査……19
結核……5
血管造影……46
月経……120
月経不順……120
結節性紅斑……101,112
血沈……49,82,135
血便……2,41,78
結膜炎……101
下痢……8,41,47,78,82,135,137
下痢止め……38,57
原因……8
検査……4,17
建中湯類……40
原発性硬化性胆管炎……113,114
5-ASA製剤……
　22,24,27,78,103,123
5-アミノサリチル酸製剤　→
　5-ASA製剤
高額療養費……157
高カロリー輸液……51,68
高血糖……52
虹彩炎……101

虹彩毛様体炎……113
抗生剤……21
強直性脊椎炎……111
抗TNF-α抗体……5,103
口内炎……8,101
硬膜外カテーテル……58
肛門潰瘍……101
肛門周囲膿瘍……
　21,42,100,101,106,108
肛門病変……56,81,106
高齢者
　――の社会保障……160
　――の治療……96
　――の特徴……94
高齢発症……95
呼吸器感染症……58
呼吸困難……31
子育て……90,92,130
骨粗鬆症……96,109
骨代謝マーカー……109
骨膜炎……112
骨密度値……109
子ども
　――の栄養……82
　――のお弁当……86
　――のおやつ……88
　――の外食……89
　――の学校生活……83
　――の学校への説明……
　　73,84,85,147
　――の給食……85
　――の社会保障……93
　――の成長障害……78,79,81
　――の治療……79
　――の特徴……78
　――の発症……78
子ども家庭支援センター……131
五分粥……47
雇用保険……161
コレスチラミン……114

さ

再就職……161
再手術……60
在宅中心静脈栄養……52,60
サイトカイン……9
再燃……8
再発性アフタ……103
柴苓湯……41

酒……142
避けるべき食品……141
鎖骨下静脈……51
座薬……21
サラゾスルファピリジン……45
サラゾピリン®……
　22,24,27,45,79,112,120,123
サンディミュン®……130
三分粥……47
痔……2
CRP……19,49,53,82,135,143
JHFAマーク……141
GFO（グルタミン、ファイバー、
　オリゴ糖）……49
敷石状隆起像……4
止血剤……46
失業給付……161
CDAI……49
シートン……106
シートン挿入術……107
歯肉炎……103
児の低出生体重……120
C反応性蛋白……49
市販薬……38
しぶり腹……136
シプロキサン®……22,26,45
シプロフロキサシン……45
脂肪肝……52,113
脂肪乳剤……44
社会保障……67,93,159,160,161
就学・就労　→就職
シュウ酸カルシウム結石……114
就職……150,151
十全大補湯……40,41
縦走潰瘍……4
手術……53
　再手術……60
　手術前の疑問……55
　手術前の不安……53
　術式……55
　直腸切断術……56,62
　ドレナージ術……54
　内視鏡の拡張術……46
　内視鏡の止血術……46
　バイパス手術……56
　バルーン拡張術……55
　腹腔鏡手術……55,57,104
受診……2
受診の心得……16
出血……41,58

術後
　――の食事……139
　――の生活……60
　――の不安……57,58
術後合併症……58
術後管理……59
術後再発率……59
術式……55
出産……128　→妊娠
授乳時の薬……129
障害者雇用枠……162
障害者手帳……158
障害年金……160
消化態栄養剤……32
上強膜炎……113
小建中湯……40
静注ポート……69
小腸がん……105
小腸造影……108
傷病手当金……159,162
静脈血栓症……58,59
消耗症状……41
食上げ……48
食事
　いいときの――……138,174
　術後の――……139
　人工肛門の際の――……69
　入院中の――……47
　妊娠中の――……125
　悪いときの――……139,166
食道病変……103
痔瘻……8,12,42,101,106,107
痔瘻がん……97,105
腎アミロイドーシス……116
真菌感染……64
神経管障害……126
人工肛門……61
　――からの出血……64
　――と静脈瘤……64
　――の壊死……64
　――の合併症……64
　――の管理……68
　――の期間……62
　――の狭窄……64
　――のケア……63
　――の接触性皮膚炎……64
　――の装具……64
　――の造設……54,56,107
　――の腸管の脱出……64
　――の粘膜移植……64

索引

──の浮腫（腫れ）……64
──の瘻孔形成……64
人工肛門の際の
　──運動……73
　──会社・学校への説明……73
　──外出……74
　──社会保障……67
　──食事……69
　──入浴……72
　──妊娠・出産……76
　──旅行……75
腎臓結石……70,114
身体障害者手帳　→障害者手帳
心不全……59
腎不全……116
膵炎……26
水銀……126
水腎症……115
水分摂取……70
水溶性食物繊維……138
スキンタッグ……108
頭痛……31
ステロイド……
　5,24,28,78,79,103,123,129
ステロイド依存例……22
ステロイド療法……80
ストーマ　→人工肛門
ストーマ造設　→人工肛門の造設
ストーマヘルニア……73
ストレス……144
ストロカイン®……136
整腸剤……57
成長障害……78,79,81
成長への影響……81
清熱剤……40
成分栄養剤……32,44,48,124,139
成分栄養療法……44,51
生命保険……162
生命予後……11
セカンドオピニオン……3
赤沈……49
セスデン®……136
赤血球沈降速度……135
セレン欠乏……45,97,141
千金内托散……41
穿孔……8,12,21,42,54,81,100
全身倦怠感……31
全身性エリテマトーデス……116
前部ぶどう膜炎……113
造影X線検査……4

総コレステロール……20
早産……120
総たんぱく値……20,49
搔痒感……31
ソリタ®-T 顆粒……70

た

退院の判断……49
大黄牡丹皮湯……40
大建中湯……40
体重減少……8,41,139
体重増加……25
大出血……54,81,100
大腸がん……105,114
大腸がん累積発症率……105
大腸菌……108
大腸内視鏡検査……17
ダイピン®……136
高安病……116
托裏消毒飲……41
竹の節状びらん……103
タコイボびらん……103
脱水症……41,69,137
脱毛……26
たばこ……142
ダプソン……112
胆管がん……114
炭水化物……138
男性不妊……120
胆石症……101,114
短腸症候群……55,60,68,104
胆嚢への合併症……113
たんぱく質……71
蛋白漏出性腸症……135
チアトン®……136
中心静脈栄養……
　32,44,48,49,51,108
　在宅中心静脈栄養……52,60
中心静脈ルート……68
注腸検査……17
注腸製剤……21
中毒性巨大結腸症……100
腸管外合併症……100,101
腸管拡張……104
腸管合併症……100
腸管ベーチェット病……5
腸球菌……108
腸切除……54
腸閉塞……12,59,71,104,139

腸腰筋……54
直腸がん……62
直腸切断術……56,62
直腸膣瘻……76
治療法……21
ツインライン®……33
通院期間……35
通院時の医療費……156
通過障害……71
悪阻……127
TNF-α……10
TNFSF15……122
帝王切開……76,129
低血糖……52
低残渣……47
低脂肪……47
TPN　→中心静脈栄養
鉄……125,141
電解質欠乏症……69,139
トイレの不安……136
糖尿病との兼ね合い……116
特定疾患医療受給者証……156
特定疾患申請……154
トシリズマブ……81
ドレナージ術……54

な

内視鏡……4
内視鏡的拡張術……46
内視鏡的止血術……46
内瘻……23
治るのか……11
ナトリウム……69,137
生ワクチン……29
軟膏……21
難治……81
難治性痔瘻……105
にきび……25
肉芽腫……103
似た病気……5
二分脊椎症……126,140
入院期間……43,54
入院時の医療費……156
入院中の食事……47
入院治療……41,44
入院の目安……41
入院の目的……42
乳酸菌……139
乳汁分泌不足……125

乳糖不耐症……142
尿酸結石……115
尿量……70
尿路感染症……115
尿路結石……70,114
妊娠……120
　　人工肛門の際の妊娠・出産……76
　　妊娠・出産の影響……121
　　妊娠中の検査……128
　　妊娠中の再燃……127
　　妊娠中の食事……125
　　妊娠と薬……122
　　妊娠の時期……121
妊娠高血圧症候群……127
妊娠中毒症　→妊娠高血圧症候群
ネオーラル®……130
膿瘍……21,81,100,104,108

は

敗血症……52
肺水腫……59
肺塞栓症……59
バイパス手術……56
吐き気……41
バクテロイデス……108
橋本病……116
白血球……19,49
発症年齢……95
発熱……8,31,41,53,78,82
バルーン拡張術……56
半消化態栄養剤……32,139
PSC　→原発性硬化性胆管炎
非乾酪性肉芽腫……4
膝関節炎……110
微弱陣痛……125
皮垂……101
非水溶性食物繊維……71,139
ビスホスホネート剤……96,110
ビタミンE……140
ビタミンA……125,126,140
ビタミンK……140
ビタミンD……140
ビタミンB₁₂……140
ビタミン欠乏症……139
必須脂肪酸……44
ビフィズス菌……139

皮膚病変……8,112
皮膚瘻……42
肥満……85
ヒュミラ®……26,31,43,123,130
病院の選び方……3,134
びらん……103
微量元素欠乏症……20,97,52,139
貧血……82,139
ファミリー・サポート・センター
　　……131
不安
　　手術前の――……53
　　術後の――……57,58
　　将来の――……145
　　トイレの――……136
不活化ワクチン……28
腹腔鏡手術……55,57,104
副腎皮質ステロイド　→ステロイド
腹痛……8,41,47,78,82
腹部膨満感……47
腹膜炎……11,42,54
服薬期間……36
茯苓飲……41
浮腫……8
不足しがちな栄養……139
普通分娩……129
不定愁訴……125
ぶどう膜炎……113
不眠……25
フラジール®……22,26,45,124
プレドニゾロン……24,45,110,123
プレドニン®……45,80,96,123
分類不能腸炎……5
ベーチェット病……5,103
ベネット®……96
PEM……139
ヘモグロビン……49
ヘルシッシュ®ファイバー……138
便臭……72
便性……70
ペンタサ®……
　　22,24,27,45,78,79,121,123
便秘症……126
暴飲暴食……144
膀胱炎……53
縫合不全……62
補中益気湯……40
発疹……31

発赤……8

ま

マグネシウム……69,137
末梢関節炎……110
無気肺……58
むくみ……8
無脳症……126,140
ムーンフェイス……25
メサラジン……45,78
メトロニダゾール……45
眼の病変……8,113
面板……65
免疫……21
免疫調整剤……25,45,80,103,112

や

輸液ポンプ……52
癒着……17
癒着防止フィルム……59
葉酸……126,140
葉酸欠乏症……126,140

ら

ラコール®……33
流産……120
流動食……47
緑内障……113
リン……69
リンデロン®……24
レチノール……125
裂肛……101,107
レミケード®……
　　5,23,26,29,30,43,45,46,78,
　　80,97,107,112,124
ロイケリン®……26,45,81,130
瘻孔……8,12,17,42,53,81,100,104
6-MP……26,45,80
6-メルカプトプリン　→6-MP
ロペミン®……136

わ

悪いときの食事……139,166

＊編者（日本炎症性腸疾患協会、福島恒男）の紹介は、カバーの袖に掲出しました。

●レシピ作成

斎藤恵子　さいとうけいこ
昭和59年、東京家政大学家政学部栄養学科管理栄養士専攻卒業。
同年より管理栄養士として社会保険中央総合病院に勤務し、現在は栄養科・科長を務める。
患者様のQOLを考え、食事療法を楽しく続けるためのおいしいレシピ作りには定評がある。

●レシピページ・制作スタッフ

構成・編集	村上卿子
料理制作	沼口ゆき
料理アシスタント	平岡淳子
写真撮影	中本浩平
スタイリング	村上桜子

●編集協力

後藤亜紀子・永山孝夫・白石由香・栗原菜摘・大山一茂・宮澤盛男
篠崎浩治・伊藤邦江・竹内宏樹・鳥居樹子・高橋和久・岩橋佳子

クローン病 患者が本当にききたいこと—140のQ&A

2008（平成20）年12月31日　初版1刷発行
2013（平成25）年8月15日　同　2刷発行

編　者	NPO法人 日本炎症性腸疾患協会 福島恒男
発行者	鯉渕友南
発行所	株式会社 弘文堂 101-0062　東京都千代田区神田駿河台1の7 TEL 03(3294)4801　振替　00120-6-53909　http://www.koubundou.co.jp
装幀・本文デザイン	笠井亞子
印　刷	図書印刷
製　本	井上製本所

©2008 Crohn's & Colitis Foundation of Japan, Tsuneo Fukushima. Printed in Japan.

R 本書の全部または一部を無断で複写複製（コピー）することは、著作権法での例外を除き、禁じられています。
本書からの複写を希望される場合は、日本複写権センター（03-3401-2382）にご連絡ください。

ISBN978-4-335-76013-6

絶賛発売中！

安心レシピでいただきます！
潰瘍性大腸炎・クローン病の人のためのおいしいレシピ125

日本炎症性腸疾患協会（CCFJ）＝監修
斎藤恵子＝著

A5判 128ページ　定価：1890円（税込）
ISBN978-4-335-76003-7

● おいしい料理を食べられる幸せ――クローン病や潰瘍性大腸炎の患者さんの「食の楽しみ」を本書が実現します。
● 長年胃腸疾患の患者さんの栄養指導にあたってきた著者が、工夫に工夫を重ねた《夢のあるレシピ》の数々を大公開。あっと驚く素材と調理法で、普通の食に劣らない味を楽しめます。

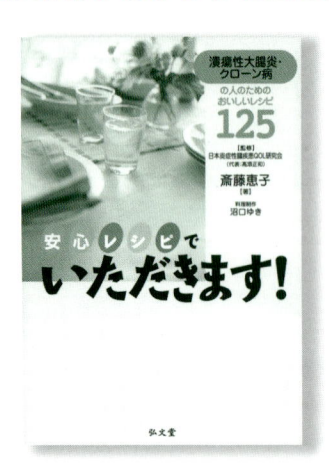

安心レシピでいただきます！
おべんとう・パーティ篇
潰瘍性大腸炎・クローン病の人のためのおいしいレシピ111

日本炎症性腸疾患協会（CCFJ）＝監修
斎藤恵子＝著

A5判 128ページ　定価：1890円（税込）
ISBN978-4-335-76008-2

● 読者からの要望が多かったおべんとうや、家族やお友達と一緒に楽しめるパーティ用のメニューを充実させた安心レシピ・パート2。
● 食事療法を＜制限＞と見る発想から＜注意しながら適量を摂る＞と捉える新しい発想にもとづいた、患者さんとともに作るおいしいレシピ集です。

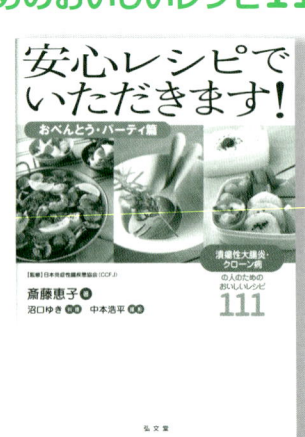